DES

PARALYSIES SYPHILITIQUES,

PAR

J. LADREIT DE LACHARRIÈRE,
Docteur en Médecine de la Faculté de Paris,
Interne en Médecine et en Chirurgie des Hôpitaux,
Membre de la Société Anatomique.

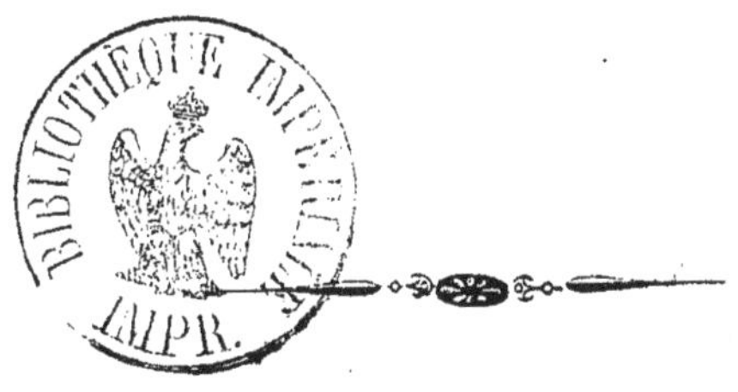

PARIS.

P. ASSELIN, GENDRE ET SUCCESSEUR DE LABÉ,
LIBRAIRE DE LA FACULTÉ DE MÉDECINE,
place de l'École-de-Médecine.

1861

DES

PARALYSIES SYPHILITIQUES.

Pendant mon séjour dans les hôpitaux, j'ai eu occasion de voir un certain nombre de malades atteints de paralysies syphilitiques : quelques-uns de mes collègues ont bien voulu me remettre les observations de ceux auxquels ils avaient donné des soins, j'ai pu réunir ainsi treize observations qui me paraissent offrir un très-grand intérêt. Je n'oserais pas cependant aborder un sujet aussi difficile avec des éléments aussi restreints, si je n'avais trouvé dans les recueils qui ont été publiés depuis 1720 à peu près, cent huit observations de malades atteints de paralysies syphilitiques. J'ai pris grand soin de rejeter toutes celles dans lesquelles les symptômes de la diathèse n'étaient pas évidents. C'est donc à l'aide de cent vingt observations que je vais essayer de tracer l'histoire des paralysies causées par le virus syphilitique. Beaucoup de points resteront encore obscurs, mais je serai heureux si, dans ce premier essai, je puis soulever un petit coin du voile. Mes recherches et mes efforts me permettront peut-être plus tard de publier un travail plus complet sur ce sujet. Dans un aperçu bibliographique rapide, je vais indiquer les observations qui ont déjà été publiées, et les recueils où elles se trouvent. Ce sont pour ainsi dire les prémisses de mon travail. A cause de l'étendue du sujet, je me propose de n'en citer que les passages qui me seront utiles. Mais ceux qui voudront les connaître plus complétement en trouveront le plus grand nombre reproduites textuellement à la fin du livre de M. Lagneau fils sur les maladies syphilitiques du système nerveux.

Dans la première partie de mon travail, je m'occuperai des paralysies syphilitiques d'une manière générale, réservant pour la seconde partie les différentes formes de paralysies et celles de quelques nerfs en particulier.

Indications bibliographiques.

Depuis quatre siècles, on a beaucoup écrit sur la syphilis, mais c'est seulement depuis quelques années qu'on s'est occupé d'une manière sérieuse de ses manifestations sur le système nerveux. L'Académie de Médecine, en proposant pour prix cette question, a provoqué un certain nombre de travaux qui n'ont pas encore été publiés. M. Ch. Bedel, dans sa thèse inaugurale, et M. Lagneau fils, dans son livre sur les maladies syphilitiques du système nerveux, sont les seuls qui, à ma connaissance, aient écrit sur ce sujet (1).

Ulrich de Hutten, en 1519, *de Morbo gallico*, caput 3, me paraît, le premier, avait fait mention des accidents de paralysie qui surviennent sous l'influence de la diathèse syphilitique. Il dit dans son livre :

« Contrahuntur et nervi, ac indurantur, nonnunquam distenduntur et laxi fiunt..... Interdum morbus in meram podagram exit, « quibusdam in paralysin solvitur et apoplexiam. »

En 1728. Je trouve la phrase suivante dans le traité *de Morbo gallico* d'Alexander Trajanus, lib. II, c. 4 : « Quomodo nunc carnes solas offendere videtur, nunc solos oculos, nunc tantum aures et ejusmodi. » Dans le livre VII du même ouvrage, il intitule le chapitre 8 :

---

(1) J'ai le regret de n'avoir connu qu'au moment de donner mon travail à l'imprimeur, le livre de MM. Gros et Lancereaux qui vient de paraître, ouvrage très-riche en faits curieux et auquel j'aurais été heureux de faire de nombreux emprunts.

Aurium et oculorum lesiones, et il dit qu'il a observé plusieurs fois l'abolition des sens de la vue et de l'ouïe sans altérations appréciables de leurs organes, désordres qui disparaissaient sous la bienfaisante influence de la racine de gaïac.

En 1719. Laubius Hieronymus (*Naturæ curiosorum ephemerides*) rapporte un cas d'hémiplégie chez une femme syphilitique qui eut une tumeur du crâne qui s'ulcéra et laissa échapper la substance cérébrale.

En 1748. Boerhaave (*Prælectiones publicæ de morbis oculorum*) rapporte, sans donner suffisamment de détails, le fait d'une amaurose causée par la présence d'une exostose qui comprimait le nerf optique.

En 1776. Lalouette (*Nouvelle méthode de traiter les maladies vénériennes*) cite une observation de tremblement musculaire général, chez un syphilitique, guéri par les fumigations mercurielles.

En 1779. De Horne (*Observations sur les différentes méthodes d'administrer le mercure dans les maladies vénériennes*). Deux observations de malades affectés d'ulcérations muqueuses du pharynx et de surdité consécutive guérie par un traitement mercuriel.

En 1786. Cirillo (*Traité des maladies vénériennes*, Venise) parle du sommeil comateux et du strabisme comme très-fréquents chez les individus atteints d'exostoses du crâne, et rapporte trois observations, deux paraplégies et une paralysie générale guéries rapidement par les frictions au sublimé.

1797. Portal (*Observations sur la nature et le traitement du rachitis*). Carie de la septième vertèbre dorsale; paraplégie; convulsions; mort; exostoses des tibias; inefficacité du traitement mercuriel.

1804. Prost, *Médecine éclairée par l'ouverture des corps*, t. II, p. 59. Observation d'un malade atteint d'ostéite syphilitique nasale, et qui mourut hémiplégique dans un état d'imbécillité, après avoir eu des vertiges et des convulsions. A l'autopsie, on trouva de petites tumeurs cérébrales sur le trajet des nerfs.

1807. John Pearson, *Observations of the affects of various articles of the materia medica in the eare of the lues venerea*; London. Observation de surdité; cause des ulcérations syphilitiques du pharynx.

1812. Larrey, *Mémoires de chirurgie militaire et campagnes*, t. II, p. 442. Observations d'hémiplégie ; surdité ; abolition de l'intelligence et des sens ; épilepsie ; exostoses. — Guérison par un traitement mercuriel.

1813. John Isbell, *Journal de médecine et de chirurgie d'Édimbourg*. Observation d'hémiplégie et de cécité chez un syphilitique qui revenaient et disparaissaient chaque jour, et qui furent guéries par le traitement mercuriel. Je crois, pour ma part, que c'était de l'épilepsie.

1814. Cullerier neveu, *Journal de médecine*, t. XLIX, p. 202. Ulcères pharyngés syphilitiques ; altération de l'ouïe, de l'odorat et du goût.

1819. Houstet, *Mémoires de l'Académie de chirurgie*. Observations sur une paraplégie de cause vénérienne ; paraplégie et amblyopie ; tumeurs gommeuses. Guérison par les frictions mercurielles et les gouttes du général Lamothe.

1820. M. Sardaillon, *Recueil des mémoires de médecine et chirurgie militaires* de Fournier-Pescay, t. VIII, p. 207. Accidents syphilitiques divers ; hémiplégie ; ostéite orbitaire qui provoque un épanchement de sérosité et de sang à la base du cerveau.

1821. Itard, *Traité des maladies de l'oreille*, t. I, p. 283 et 400. Trois observations de surdité. — *Dictionnaire des sciences médicales*. Deux cas de surdité avec des accidents syphilitiques du pharynx ; un avec carie mastoïdienne.

1823. Delpech, *Chirurgie clinique de Montpellier*, p. 421. Paralysie générale. Observation d'un voilier qui eut une ostéite syphilitique des os de la base du crâne. Guérit et mourut plus tard d'apoplexie.

1824. Bayle ; *Recherches sur l'encéphale*, Lallemand. Hémiplégie ;

cécité ; épilepsie ; tumeur du tissu frontal qui comprimait le cerveau.

1824. M. le Dr Guérin. Hémiplégie ; ostéite nasale et propagation du pus à la cavité crânienne.

L'autorité de Lallemand, qui rapporte les deux observations précédentes comme montrant des accidents dus à la syphilis, m'oblige a les signaler, quoique cela ne soit pas évident pour moi.

1826. Devergie. *Clinique de la maladie syphilitique*, p. 157. Tremblement et anesthésie hémiplégique.

1832. Rognetta, *Revue médicale*. Amaurose guérie rapidement par le traitement spécifique. Le même auteur reproduit, dans les *Annales de thérapeutique*, en 1847 et 1856, deux observations : l'une, de M. Briquet, d'hémiplégie ; et l'autre, de M. Guérard, de cécité successive des deux yeux ; toutes deux guéries par l'iodure de potassium très-rapidement.

1836. Bœhr, *Gazette médicale de Paris*. Affaiblissement de la vue et hémiplégie neuf mois après les accidents primitifs. Guérison par l'emploi du calomel jusqu'à salivation.

— Charles Bell, *The nevrose system of the human body, with on appendix of cases and consultations on nevroses diseases*, p. 326 ; London. Tumeur frontale ; double paralyse faciale survenue subitement pendant la nuit.

— Pétrequin, *Gazette médicale de Paris*. Nécroses de la table externe du coronal ; paralysie de la sensibilité des membres inférieurs et perte du goût.

1842. Diday, *Gazette médicale*. Hémiplégie faciale ; surdité. Guérison par une application de sangsues, des frictions mercurielles et d'iodure de potassium à haute dose.

— Budd, *Cases of apoplexy consequent of syphilis* (*London medical gazette*). Hémiplégie.

1843. Rul-Ogez, *Gazette médicale de Paris*, p. 429. Altération du goût, de l'odorat, de la vue et de l'intelligence. Guérison rapide par l'iodure de potassium.

1843. Ebrard, *Névroses syphilitiques* (*Gazette médicale de Paris*). Affaiblissement de la vue et de la mémoire; paralysie partielle du moteur oculaire commun; prolapsus de la paupière supérieure.

— Hubert Rodrigues, *Clinique de Montpellier*, 1er novembre. Amaurose des deux yeux guérie par les mercuriaux.

— Cazenave, *Annales des maladies de la peau*, p. 217. Exostoses et ulcères à la gorge; hémiplégie subite. Guérison par les mercuriaux.

1845. M. J. Rauch, de Graetz, *OEsterreichische medicinische Wochenschrift;* Wien, 29 mars. Paralysie générale chez un syphilitique. Guérison radicale par les mercuriaux et l'iodure de potassium.

1848. M. Courtin, *Bulletin de la Société anatomique*, 22e année, p. 66. Hémicrânie et cécité ; tumeurs du cerveau déclarées tubercules syphilitiques par M. Ricord.

— M. Dumoulin, thèse *sur les cachexies en général et la cachexie syphilitique en particulier*. Amaurose traitée par M. Guérard et guérie par l'iodure de potassium.

1849. M. Badin d'Hurtebise, thèse. Paralysie du moteur oculaire commun et du moteur oculaire externe. Guérison.

1850. M. Cruveilhier, *Union médicale*, 12 et 15 janvier. Paralysie faciale traitée et guérie par les mercuriaux.

— M. Marchal, thèse, *des Affections amaurotiques*. Amaurose guérie en quatre mois par les mercuriaux, l'iodure de potassium, les pilules de perchlorure d'or et de sodium, les bains de vapeurs.

— M. Schutzemberger, *Gazette médicale de Strasbourg*. Deux observations. Chez un malade, on constata : hémiplégie; paralysie du moteur oculaire commun gauche et amaurose de ce côté; affaiblissement des facultés; délire. Chez l'autre, tremblement, crampes, céphalée intense, troubles de la vue et de l'ouïe. Tous les deux guérirent rapidement par les frictions mercurielles, les pilules de Hufeland.

1851. M. Charles Bedel, thèse, *Syphilis cérébrale;* Strasbourg. Deux observations : une paraplégie et une hémiplégie guéries par les mercuriaux.

1851. M. Lucas-Championnière, *Journal de médecine et de chirurgie pratiques*. Quatre observations : 1° hémiplégie; paralysie du moteur oculaire commun; paraplégie, anesthésie; disparition et réapparition soudaine des accidents; 2° hémiplégie; paralysie faciale et du moteur oculaire externe; 3° hémiplégie, amaurose, idiotie; 4° paralysie générale. Guérisons par le traitement antisyphilitique.

— M. Duval, *Traité de l'amaurose*. Six observations d'amauroses : l'une accompagnée de paraplégie. Guérisons par le traitement spécifique.

— MM. Servier et Brevet, *Gazette médicale de Lyon*. Paralysie générale incomplète; affaiblissement de la vue et de l'intelligence. Guérison.

— M. Ricord, *Clinique iconographique de l'hôpital des vénériens*. Deux observations de surdité avec lésions pharyngiennes, et une d'hémiplégie avec paralysie partielle du moteur oculaire commun; aliénation mentale.

1851-1852. M. Read, *Gazette médicale de Paris;* Diday. Amaurose; paralysie générale. Amélioration rapide au bout de huit jours de traitement.

1852. M. Salneuve, thèse, *De la Valeur séméiologique des affections ganglionnaires*. Paralysie faciale survenue quatre mois après les accidents primitifs, et guérie en huit jours.

1853. M. Davaine, *Comptes rendus et mémoires de la Société de biologie*, 1re série, t. IV, p. 169. Paralysie faciale; surdité.

— M. Melchior Robert, *Traité des maladies vénériennes*. Paraplégie. Guérison par l'iodure de potassium.

— Vidal (de Cassis), *Traité des maladies vénériennes*. Trois observations : deux hémiplégies et une paralysie survenues à des époques tardives de la maladie, et qui guérirent par l'iodure de potassium.

1854. M. Yvaren, *Métamorphoses de la syphilis.* Une paralysie faciale avec prolapsus de la paupière supérieure ; deux hémiplégies guéries par l'iodure de potassium.

— Sandras, *Gazette des hôpitaux.* Deux observations : une hémiplégie avec altération de l'ouïe et paralysie du moteur oculaire externe ; une paralysie de l'avant-bras et de la paupière supérieure.

— Gamberini, *Traité théorique et pratique de la maladie vénérienne ;* Bologne. Une observation d'amaurose guérie en vingt-quatre heures par un traitement mercuriel.

— Graefe, *Archives ophthalmologiques de Berlin.* Une observation de paralysie de l'abducteur de l'œil gauche et du trochléateur de l'œil droit, avec faiblesse du bras droit.

— M. Ch. Roquette, *Union médicale*, p. 411. Observation d'hémiplégie faciale, avec abolition de l'ouïe du côté droit. Guérison en six semaines par l'iodure de potassium.

— M. Francès, thèse *sur la paralysie de la troisième paire.* Deux observations de paralysies du moteur oculaire commun.

1855. M. Faurès, *Gazette hebdomadaire,* 2e série. Observation d'hémiplégie du côté gauche survenue d'une manière soudaine ; végétations cérébrales sur la membrane du quatrième ventricule.

1857. M. Dupré, thèse *sur les affections syphilitiques du globe oculaire.* Trois observations d'amaurose à des degrés différents, et une d'hémiplégie faciale avec paralysie des nerfs moteurs oculaires des deux côtés.

— Thompson, *Journal des connaissances médicales ;* Caffe, 20 octobre. Observation de paralysie générale progressive, guérie en quatre mois.

1858. M. Constantin Paul, *Moniteur des hôpitaux*, 11 septembre. Deux observations de paralysies du moteur oculaire commun.

— M. Allain, *Moniteur des hôpitaux*, 12 octobre. Observation de paraplégie avec tremblement des membres supérieurs.

1859. M. Van Oordt, thèse, *des Tumeurs gommeuses.* Paralysie des nerfs moteurs communs, avec surdité et paraplégie commençante.

1859. M. Landry, *Gazette hebdomadaire*, 11 mars. Hémiplégie gauche, avec surdité du moteur oculaire externe droit.

— MM. Foville et Siredey, *Gazette hebdomadaire*, p. 144 et 153. Attaques apoplectiformes; paralysie faciale gauche; hémiplégie droite; paralysie du droit externe gauche et du droit interne droit. Malade traité par M. Moissenet.

— M. Rodet, *Gazette de Lyon*, avril. Hémiplégie atrophique. Guérison rapide.

— M. Racle, *Traité du diagnostic*. Paralysie du moteur oculaire commun; tumeur orbitaire; amaurose. Guérison en quinze jours.

1860. M. Notta, *Archives de médecine*, mars. Hémiplégie guérie par l'iodure de potassium.

— M. Beyran, *Bulletins de l'Académie de Médecine*. Trois observations de paralysie du moteur oculaire externe.

— M. Luton, *Union médicale*, 29 septembre. Paralysie du moteur oculaire externe gauche avec midriase.

— M. Lagneau, *des Maladies syphilitiques du système nerveux*. Sept observations : Altération des os du nez; perte de l'odorat et de la vue; deux observations de surdité; deux observations de paraplégie; deux observations d'amaurose, l'une d'elles commençant à se compliquer de paraplégie.

PREMIÈRE PARTIE.

CHAPITRE IER.

Anatomie pathologique.

Les altérations anatomiques du système nerveux qui se manifestent au milieu de la diathèse syphilitique sont tantôt des lésions consécutives, c'est-à-dire causées par la compression de la substance nerveuse par une production nouvelle qui a pris naissance dans le voisinage; tantôt au contraire le système nerveux se trouve modifié dans son organisation intime, et la production pathologique vient envahir les éléments qui lui sont propres.

Les altérations anatomiques du premier ordre sont relativement faciles à constater et plus connues; les affections des os laissent des traces durables et quelquefois ineffaçables, tandis que les modifications du système nerveux sont inappréciables dans un grand nombre de cas où ils avaient produit la paralysie. Cela est si vrai, qu'en considérant la rapidité avec laquelle certaines paralysies sont survenues et ont disparu pour revenir encore, comme dans l'observation de M. Dupré (1), on serait tenté d'invoquer une modification simplement dynamique; mais c'est là une hypothèse, une appréciation clinique sur laquelle je reviendrai.

Les affections qui, par leur voisinage, peuvent léser le système nerveux, sont les altérations des os (ostéite et périostose), celles des

---

(1) *Des Affections syphilitiques du globe oculaire*, thèse de Paris, 1857, p. 27.

ganglions, et enfin les productions gommeuses qui peuvent se développer dans tous les tissus.

Une des manifestations les plus fréquentes de la syphilis sur le système osseux est certainement l'inflammation. Elle affecte alors une marche chronique ; elle attaque en général d'abord le périoste, le soulève, et il se forme des tumeurs auxquelles les auteurs ont donné le nom de *périostoses*. Selon M. Ricord, elles présentent trois variétés principales : 1° Elles sont indolentes, se produisent avec rapidité, durent assez longtemps, et peuvent se terminer par une résolution complète ; elles contiennent alors un liquide séreux ou séro-albumineux. 2° Elles ont les caractères de l'inflammation franche, et se terminent par suppuration en causant d'une manière presque constante l'inflammation de l'os sous-jacent. 3° Enfin la troisième variété est lente dans son développement, douloureuse, et se termine par des dépôts plastiques qui sont l'origine soit des exostoses, soit de ces épaississements osseux que l'on rencontre si fréquemment chez les syphilitiques.

La périostite accompagne presque toujours l'ostéite, cependant on reconnaît quelquefois que le travail inflammatoire a pris naissance dans l'épaisseur même du tissu osseux. Tantôt il est limité, circonscrit, tantôt au contraire il envahit une étendue considérable. La carie et la nécrose, dit Vidal (1), sont souvent une conséquence de l'ostéite et des exostoses qui peuvent ainsi être détruites.

Tous les os peuvent être le siége des altérations que je viens de signaler; mais ceux de la tête et du rachis, étant particulièrement en rapport avec les trajets nerveux, sont ceux dont les lésions causent le plus souvent des paralysies.

De tous les os du crâne, ceux qui forment les fosses nasales me pa-

(1) *Traité des maladies vénériennes*, p. 493.

raissent le plus souvent atteints d'inflammation spécifique ; ils le doivent à leur situation très-rapprochée de la membrane muqueuse, qui est elle-même si souvent le siége d'ulcérations. Tous les auteurs ont signalé ces accidents, et je trouve un grand nombre de faits à l'appui de cette opinion. Lieutaud (1) rapporte qu'un jeune homme de 20 ans eut une ostéite nasale qui dura neuf mois. La collection purulente s'ouvrit à l'intérieur du crâne, et il mourut hémiplégique. Prost rapporte l'histoire d'un homme de 44 ans qui, au milieu de nombreux accidents syphilitiques, eut une ostéite nasale, mourut plus tard hémiplégique, et présenta à l'autopsie de nombreuses tumeurs cérébrales. Le voilier de Delpech perdit une partie des os de la face ; le malade de Guérin, qui mourut hémiplégique, et chez lequel on trouva, à l'autopsie, un abcès du cerveau, avait eu une ostéite nasale, et Lallemand, en rapportant cette observation, déclare que cette dernière lésion était l'indice de la diathèse syphilitique. L'ostéite nasale est le plus souvent suivie de la perte de l'odorat.

L'inflammation spécifique peut frapper les autres os du crâne. « La carie et la nécrose, dit Vidal (2), de la partie profonde de la cavité de l'orbite sont rares ; elles sont en général une extension des mêmes lésions des autres os du crâne ; elles ont pour effet la compression du nerf optique, due au gonflement inflammatoire qui signale le début de ces maladies..... Les mêmes maladies frappent aussi les osselets de l'ouïe et amènent une surdité incurable. » Les altérations du rocher sont aussi assez fréquentes.

Quelquefois l'inflammation envahit les os dans une étendue assez considérable. M. Pétrequin rapporte qu'en 1823, un homme commença à éprouver, vers le mois de mai, une céphalalgie qui ne fit qu'augmenter, et qui devint intolérable. Il s'éleva, au bout de quel-

---

(1) Lagneau fils, *loc. cit.*

(2) *Loc. cit.*

ques temps, sur le front une tuméfaction qui, d'abord dure, commença à se ramollir, mais ne s'ouvrit que sept ou huit ans après pour donner lieu à l'écoulement d'une grande quantité de pus et de sérosité sanguinolente. Il resta des fistules par lesquelles s'écoulait un liquide séreux grisâtre, très-fétide, et que le malade évaluait, pour la quantité, à 1 litre par jour. En 1833, il s'arracha lui-même, à travers une des fistules, le frontal nécrosé tout d'une pièce. Ces accidents s'étaient accompagnés de la perte du goût et de la sensibilité des membres inférieurs.

Le voilier dont parle Delpech est un exemple encore plus frappant de l'étendue que prend quelquefois l'ostéite syphilitique et des désordres qu'elle entraîne. Ce malheureux, en effet, perdit la voûte palatine; bientôt le rebord alvéolaire, avec toutes les dents correspondantes, s'ébranla et ouvrit le sinus maxillaire. Une nécrose semblable avait frappé l'apophyse nasale de l'os maxillaire gauche, et s'étendait supérieurement à l'os unguis, à l'ethmoïde, et à une grande portion de la région moyenne du coronal. Plusieurs pièces osseuses se détachèrent du palais et des fosses nasales, un écoulement purulent s'échappa de l'une et l'autre oreille et entraîna une surdité absolue. Tous les séquestres osseux de la bouche, du nez et du front, tombèrent; un nouveau se manifesta dans la région malaire. Le malade tomba dans un état de paralysie générale, et vécut ainsi pendant cinq mois, durant lesquels on s'aperçut de la chute de plusieurs pièces osseuses, à l'embarras de la respiration qu'elles occasionnaient en tombant dans le pharynx. « Nous reconnûmes, dit Delpech, dans ces pièces osseuses, des fragments de l'os ethmoïde et du corps du sphénoïde; enfin une pièce énorme se détacha et fit craindre la suffocation; nous y reconnûmes l'angle tout entier de l'os occipital. A partir de ce jour, les mouvements des membres, les fonctions des sens, l'intelligence, se rétablirent peu à peu. » Il faut l'autorité de Delpech pour faire croire à la possibilité de pareils désordres sans entraîner la mort.

Je pense que la périostite et l'inflammation du tissu osseux peuvent se manifester au rachis, mais les faits que je puis trouver à l'appui de cette opinion manquent de précision. Portal, sans discuter la possibilité d'une autre affection que la syphilis, rapporte l'observation d'un homme qui eut une carie de la septième vertèbre dorsale et mourut paraplégique.

J'ai dit que les périostoses se transformaient quelquefois en exostoses; celles-ci ne sont pas toujours des manifestations de la diathèse syphilitique. Je me rappelle avoir vu, il y a trois ans, à l'Hôtel-Dieu, dans le service de M. le professeur Jobert, une jeune fille de 16 à 18 ans, vierge encore et parfaitement saine, qui portait plus de vingt exostoses sur les côtes et sur les os des membres; mais ces exostoses ne ressemblent en rien à celles qui se développent au milieu de la diathèse syphilitique; celles-ci en effet se présentent avec un cortége de douleurs qui les font toujours reconnaître. Les exostoses varient dans leurs formes comme dans leur volume; elles prennent quelquefois des proportions considérables. Mackenzie (1) rapporte, d'après Cooper et Travers, un exemple d'une exostose énorme du maxillaire supérieur, qui avait pénétré dans l'intérieur du crâne en traversant l'orbite.

Les limites de mon travail ne me permettent pas de tracer l'histoire complète des exostoses, on la trouvera d'ailleurs parfaitement faite dans le *Compendium de chirurgie pratique*; un mot seulement sur leur structure et leur développement.

Les exostoses syphilitiques me paraissent appartenir à la variété désignée sous le nom d'*exostose épiphysaire*. D'après les travaux de Howship et Lobstein, leurs structure ne serait pas différente de celle des os longs; elles seraient composées d'aréoles entourées de substance compacte. Si on les examine à leur début, on trouve un exsudat plastique épanché tantôt au-dessous du périoste, tantôt entre deux feuillets écartés de l'enveloppe osseuse; dans ce cas, l'exostose

---

(1) *Traité pratique des maladies de l'œil*, p. 98.

se trouve indépendante de l'os sur lequel elle est placée; plus tard cet épanchement se transforme en cartilage, et il s'y forme des dépôts calcaires qui viennent concourir à l'ossification complète.

Les périostoses syphilitiques se développent avec une très-grande rapidité, et peuvent disparaître de même, si le traitement vient agir avant le travail d'ossification; mais je ne crois pas à leur guérison spontanée.

C'est par leurs rapports avec le cerveau ou les nerfs que les exostoses causent si fréquemment des paralysies. «Une exostose, dit Vidal (1), peut produire de l'agitation, de la somnolence, de la paralysie, des convulsions, du délire. L'amaurose est quelquefois produite par une exostose du sphénoïde, ou d'un autre os de la base du crâne. Cette paralysie oculaire n'est pas extrêmement rare, et, pour le dire en passant, quand elle tient à cette cause, elle n'affecte en général qu'un œil. L'exostose de la cavité orbitaire peut produire d'autres paralysies oculaires et l'exophthalmie. Les exostoses des os du rachis sont, je crois, plus fréquentes que celles du crâne, mais elles sont plus souvent méconnues.» Il cite une observation extraite d'un travail de M. Debout, lu à la Société de chirurgie, sur la paralysie musculaire; il s'agissait d'un malade traité par M. Nélaton, qui avait une paralysie incomplète du membre supérieur. M. Nélaton pensa à une exostose du rachis, diagnostic qui fut confirmé, dit M. Debout, par l'apparition d'une roséole. Vidal rapporte lui-même l'observation d'une malade qui avait une paraplégie, qu'il considère comme l'effet d'une exostose du rachis. Je trouve dans les *Mémoires de chirurgie militaire* de Larrey l'observation d'un homme qui portait deux exostoses sur la tête: l'une à la partie supérieure, l'autre à l'union du pariétal et du temporal; il fut atteint d'épilepsie, puis il devint hémiplégique; bientôt après, l'intelligence disparut, et les sens furent paralysés. Il guérit parfaitement sous l'influence d'un

(1) *Loc. cit*, p. 484 et 485.

traitement antisyphilitique, et les exostoses disparurent en même temps que les accidents de paralysie.

L'observation de Charles Bell (1) a la plus grande analogie avec la précédente : il s'agit d'un jeune homme qui portait une périostose sur la région frontale gauche, et qui eut une paralysie faciale des deux côtés. La tumeur et la paralysie disparurent ensemble sous l'influence d'un traitement spécifique. Je place ici l'observation suivante, que je dois à mon collègue et ami M. Constantin Paul.

OBSERVATION Ire.

Périostose syphilitique du crâne, hémiplégie subite; prompte amélioration par le traitement antisyphilitique.

M...., âgée de 44 ans, d'une bonne santé, n'avait jamais été malade. Elle eut, au mois de juillet 1858, un bouton au menton, qui suppura. Peu de temps après, elle eut des douleurs dans la région frontale, le cou et le bras droit : ces douleurs, qui avaient la même intensité la nuit que le jour, cessèrent par l'emploi des fumigations aromatiques; il n'y eut qu'au front que les douleurs persistèrent. La malade vit alors se développer sur le côté droit du front une grosseur qui acquit rapidement le volume d'une poire. Cet état de chose resta stationnaire jusque vers le milieu de 1859, où la tumeur commença à décroître.

Le 30 mars, en allant faire une course, elle se sentit trébucher comme une personne en état d'ivresse, elle ne put se soutenir, et on dut la porter à sa chambre ; elle raconte du reste qu'elle ne perdit pas connaissance.

Le 31 mars, elle entrait à l'hôpital Necker, salle Sainte-Thérèse, n° 18, dans le service de M. Bouley. La face était déviée à gauche, son côté droit paralysé, moins l'orbiculaire des paupières ; la vue était bonne. Le bras droit était paralysé complétement et retombait inerte sur le lit ; quand on l'abandonnait à lui-même, il tendait toujours à se mettre en pronation. La jambe était également paralysée, au point de rendre la station impossible. La sensibilité, soit générale, soit spéciale, était bien conservée ; l'intelligence était nette, la parole seule était embarrassée.

---

(1) Lagneau fils, *loc. cit*, p. 411.

On constatait en outre, au-dessus de la bosse frontale droite, une tumeur de la grosseur d'une noix, en partie recouverte par les cheveux.

Cette tumeur, dure à la périphérie et d'une consistance presque osseuse, offrait au milieu, à la partie la plus saillante, un point ramolli et fluctuant; les cheveux étaient rares, leur chute avait coïncidé avec le développement de la tumeur. On ne trouvait aucune trace d'accident primitif ou d'autres accidents consécutifs.

Le diagnostic fut syphilis constitutionnelle, et, en raison de la gravité des symptômes, on prescrivit: proto-iodure d'hydrargyre, 0,10 centigrammes, et iodure de potassium, 1 gramme.

Le 3 avril, quatrième jour du traitement, le mieux était déjà sensible, la parole paraissait moins embarrassée.

Le 5. Le bras paralysé commençait déjà à se mouvoir un peu; l'efficacité du traitement continua à se manifester les jours suivants, et, au bout d'un mois, la malade quitta l'hôpital. La périostose avait disparu, et la paralysie était presque complétement guérie.

Je ne pense pas que dans l'observation de cette malade il y ait le moindre rapport entre la périostose du front et les accidents de paralysie; mais, si on considère la rapidité avec laquelle cette périostose a disparu, et la guérison de la paralysie, qui a marché en même temps que celle de l'affection osseuse, on peut conclure qu'il s'était fait dans l'intérieur du crâne un travail morbide de même nature que celui du front, et que tous les deux ont cédé en même temps au traitement spécifique. Dans l'observation suivante, que je dois à mon collègue, M. le Dr Fournier, on voit, au milieu des manifestations les plus diverses de la diathèse syphilitique, survenir une paralysie du bras qui est précédée dans le membre de douleurs atroces. Des exostoses des tibias témoignent de la cause de la maladie; il en paraît de semblables sur la clavicule; puis, paralysie et tumeurs, tout disparaît sous l'influence de l'iodure de potassium et du mercure.

OBSERVATION II.

Chancre, blennorrhagie, roséole, syphilides, exostoses, périostoses, douleurs nocturnes, paralysie du bras gauche, tumeurs gommeuses.

(Malade observé et traité par M. le Dr Fournier.)

M. X...., âgé de 26 ans, d'une constitution chétive, a eu plusieurs maladies dans son enfance : rougeole, scarlatine, fièvre typhoïde grave, qui a été suivie pendant quelques mois d'une altération des facultés intellectuelles, et une calvitie qui a persisté depuis.

En 1856, il eut un tænia. En novembre 1857, il contracta en même temps un chancre et une blennorrhagie, qui ne furent pas traités pendant les premiers mois. Il se manifesta alors des accidents secondaires de diverses formes : roséole, syphilide papuleuse, plaques muqueuses, angine, adénopathies, et en même temps une hydarthrose blennorrhagique, pour laquelle il fut traité pendant quatre mois à la Maison de santé. Neuf ou dix mois après l'invasion des accidents primitifs, le malade fut affecté d'une syphilide ulcéreuse siégeant sur plusieurs points du corps, et notamment sur la tête. Ces ulcérations, à en juger par les cicatrices qui subsistent encore aujourd'hui, entamèrent profondément le derme; il y en eut plus de quarante. Quelques-unes furent très-larges et prirent le caractère serpigineux. Cette syphilide reparut plusieurs fois, en dépit d'un traitement que le malade observait, il est vrai, d'une façon fort irrégulière.

Vers la fin de 1858, ces ulcérations s'étaient manifestées sur les cuisses, les bras, le crâne; elles guérirent sous l'influence d'un traitement ioduré. Il apparut ensuite aux deux tibias des exostoses très-volumineuses, qui s'accompagnèrent d'affreuses douleurs à leur début. Simultanément il se déclara dans les bras des douleurs extrêmement vives, qui s'exaspéraient surtout la nuit.

Lorsque je vis le malade en janvier 1859, je constatai l'état suivant : amaigrissement, anémie, constitution détériorée par la maladie et la fatigue; exostose énorme, mais indolente, sur le tibia droit; une autre moins volumineuse sur le gauche; syphilide pustulo-crustacée du front; douleurs nocturnes très-vives aux deux bras; blennorrhagie.

Le traitement institué fut le suivant : iodure de potassium, 2 grammes; vin de quinquina; 6 pilules de Vallet; douches de vapeur sur le front; pommade au proto-iodure; injections astringentes.

Dès les premiers jours de février, le malade éprouva une amélioration notable : les syphilides du front avaient disparu, les douleurs ostéocopes avaient cédé l'état général paraissait meilleur ; mais, à cette époque, un écoulement uréthral abondant se manifesta. Le malade affirmait n'avoir pas vu de femme, ni commis aucune imprudence qui eût pu exaspérer la blennorrhagie ; il attribuait ces accidents aux fortes doses d'iodure de potassium qu'il prenait (5 grammes par jour), et disait avoir éprouvé à plusieurs reprises les mêmes effets de ce médicament.

Le traitement fut suspendu du 9 au 25 février.

A cette date, il se produisit sur le front, au niveau de la suture fronto-pariétale, une tumeur du volume d'une amande, demi-fluctuante, douloureuse. Des douleurs très-vives s'étaient déclarées dans le bras gauche, et notamment dans le moignon de l'épaule. L'écoulement avait cédé à quelques injections astringentes, il n'en restait plus qu'un suintement jaunâtre peu abondant.

Le malade reprit de l'iodure de potassium, 1 gramme, puis 2 grammes par jour.

Vers le 1er mars, les douleurs avaient tellement augmenté que, depuis quelques jours, le malade ne pouvait écarter le bras du corps, et le membre restait pendant. Une exploration attentive ne permettait de reconnaître ni dans le bras ni dans l'épaule aucune tuméfaction appréciable. Le bras pouvait être soulevé et exécuter les mouvements communiqués, mais il était incapable de les produire lui-même. Pendant les mouvements communiqués, le malade éprouvait des douleurs très-vives dans le poignet, l'épaule, le deltoïde et les membres du cou ; sa main ne pouvait serrer les objets. Il se plaignait aussi d'une douleur vive dans la gorge, sans qu'il y eût aucune rougeur, aucune ulcération. — Iodure de potassium, 3 grammes ; douches de vapeurs.

Le 3. Les douleurs avaient un peu diminué, mais les mouvements étaient toujours impossibles ; la tumeur du front était moins volumineuse ; quelques douleurs commençaient dans le genou, où l'on constatait un léger épanchement. — Iodure de potassium, 4 grammes ; vésicatoires, etc.

Le 13, le malade n'éprouvant aucun soulagement, on associa au traitement des pilules de mercure.

Ce fut du 20 au 24 mars qu'une amélioration notable et presque subite se manifesta ; les mouvements revinrent de jour en jour avec une telle rapidité, que, le 28, le membre était tout à fait libre, et les douleurs avaient complétement disparu ; l'épanchement du genou subsistait toujours, mais il était très-peu abondant ; la tumeur frontale avait beaucoup diminué.

Le 3 avril, une diarrhée très-forte nécessita une suspension du traitement.

Le 21, les accidents reparaissaient ; la tumeur du front augmenta de volume, le bras redevint pendant le long du corps ; les douleurs furent un peu moins

4

fortes que la première fois, mais la perte du mouvement *fut* plus considérable. — Le malade reprit 3 grammes d'iodure de potassium.

Pendant les jours suivants, la paralysie augmenta encore, et les mouvements furent complétement abolis. Mais, dès les premiers jours de mai, sous l'influence d'une dose d'iodure de potassium toujours croissante, les mouvements se rétablirent insensiblement, comme dans la première atteinte, et, le 15, la guérison était achevée. Le malade suspendit alors son traitement; mais, vers la fin du mois, des douleurs nocturnes se déclarèrent de nouveau dans le bras, avec une gêne légère dans certains mouvements. Cet état persista pendant les mois de juin et de juillet; à cette époque, il partit pour la campagne.

Je le revis seulement au mois de septembre. Vers le 10, M. Ricord constatait avec moi les accidents suivants : 1° une tumeur gommeuse sur le front; 2° une seconde pré-auriculaire; 3° une troisième sur la clavicule gauche, mais sous-cutanée et indépendante de cet os; 4° un gonflement considérable de la masse musculaire du tiers supérieur de l'avant-bras, avec empâtement, mais sans qu'on puisse reconnaître aucune tumeur; 5° périostose gommeuse au niveau de l'olécrâne; 6° une tumeur semblable au niveau de la tête du péroné gauche; 7° une hydarthrose du genou gauche considérable; 8° une syphilide pustulo-ulcéreuse du front; 9° une paralysie complète du bras gauche, qui est immobile et comme mort le long du corps. La sensibilité resta intacte, comme dans les attaques précédentes. — Fer réduit, macération de quinquina, huile de foie de morue; iodure de potassium, application de teinture d'iode sur les tumeurs; gouttière pour le genou.

Ce traitement fut suivi d'une amélioration instantanée et générale; la tumeur des oreilles disparut la première, puis celle de l'olécrâne; la tuméfaction de l'avant-bras suivit; la syphilide du front se cicatrisa, les mouvements revinrent rapidement dans le bras; l'épanchement du genou diminua, et la marche devint facile.

Le 14 octobre, le malade était complétement guéri; il ne restait à ce moment qu'une légère tuméfaction sur le front, tumeur qui ne disparut jamais.

Le traitement fut continué en novembre et en décembre. Vers la fin de ce mois, ayant été suspendu pendant quelques jours, il se déclara encore une syphilide à forme ulcéreuse au niveau de la racine du nez; en même temps, quelques douleurs éclatèrent dans l'avant bras gauche. — Reprise du traitement et guérison.

En mars 1860, nouvelle réapparition de la syphilide ulcéreuse du front. Le malade, découragé, ne fait aucun traitement. La syphilide progresse et envahit une partie du front. Mandé de nouveau auprès de lui, je fis reprendre l'iodure de potassium; je pansai l'ulcération avec le sparadrap de Vigo, et le 30, la cicatrisation était complète.

En juillet, nouvelle apparition d'une syphilide tuberculeuse sur le nez; guérison rapide.

Le malade continue encore le traitement (octobre 1860).

Tumeurs gommeuses. — En dehors du système osseux, le virus syphilitique peut donner lieu à des exsudats plastiques, qui sont l'origine de tumeurs variables dans leur forme et dans leur volume, et auxquelles on a donné le nom de *gommes, tumeurs gommeuses, tubercules syphilitiques.* «Elles siégent, dit M. Lagneau père (1), aux environs des os, et contiennent une matière gluante comparable à de la gomme adragant.» Je ne crois pas que le voisinage des os soit nécessaire à leur production; un grand nombre de faits me prouvent qu'elles peuvent prendre naissance dans tous les tissus, en empruntant à chacun d'eux les éléments anatomiques qui lui sont propres. Ces tumeurs peuvent se développer au milieu de la substance nerveuse, soit dans l'encéphale, soit sur le trajet des nerfs, et donnent lieu fréquemment à des paralysies; celles qui prennent naissance dans le cerveau ne diffèrent pas, quant à leurs éléments intimes, de celles que l'on trouve dans les autres tissus. Je les décrirai donc d'une manière générale.

Leur forme est arrondie; lisses à leur surface, elles présentent souvent des sillons et des bosselures; quand elles appartiennent aux méninges, elles s'étendent quelquefois et sont aplaties; presque jamais pédiculées, elles ont le plus souvent une base assez large. Leur volume est variable: dans l'observation 3, il y avait sur le trajet des trijumeaux des tumeurs grosses comme des grains de mil; sur la selle turcique, une tumeur grosse comme une noisette; le malade de M. Rayer présenta, à l'autopsie, dans la fosse du rocher du côté droit, une tumeur du volume d'un œuf de pigeon.

Il m'est très-difficile d'apprécier la consistance des tumeurs gommeuses du crâne et de l'encéphale, que l'on ne constate qu'à un âge déjà avancé de la maladie; celles qu'on a pu examiner étaient dures,

(1) *Dictionnaire de médecine* en 30 vol.

résistantes à la surface, tandis qu'elles présentaient des points ramollis; mais, si on juge les tumeurs cérébrales par analogie avec celles qui naissent dans le tissu cellulaire sous-cutané, on voit qu'elles sont d'abord molles, puisque la matière plastique, que l'on a comparée à une solution de gomme, s'organise, et que la tumeur prend une consistance élastique; enfin, à un âge plus avancé, il n'est pas rare de les trouver ramollies au centre et contenant une certaine quantité de pus. D'après M. Courtin, on distingue sur les coupes des tumeurs syphilitiques une périphérie d'un blanc mat, de consistance fibreuse sans apparence de fibres, et un centre jaunâtre ou même jaune, moins dense et presque liquide, séparé par une ligne de démarcation franche. On ne peut méconnaître dans ces nodules, ajoute l'auteur, qui présente ce fait anatomo-pathologique comme un exemple de tubercule syphilitique, des collections purulentes à divers degrés (1).

La nature des tumeurs que je viens de décrire est encore l'objet d'opinions très-diverses. D'après M. Lebert, il n'y a pas de tissu syphilitique spécial, ni d'élément cellulaire propre à la syphilis; M. Lagneau, s'appuyant sur l'autorité de ce micrographe, sur celle de Lallemand et de Sanson, serait porté à les considérer comme de nature souvent inflammatoire, et reconnaît à leur structure la plus grande analogie avec celle des tumeurs fibro-plastiques. M. Broca (2) s'exprime dans les *Bulletins de la Société anatomique* d'une manière tout opposée. M. Ch. Robin (3) leur donne la structure suivante: «Elles sont formées, dit-il, de cytoblastions, de corps fusiformes, fibro-plastiques, et de matière amorphe. Pour moi, qui n'ai ni l'autorité ni les éléments nécessaires pour juger la question, je me bornerai à analyser les altérations histologiques qui ont été observées à l'autopsie de la femme C...., morte dans le service de M. Briquet.

(1) Lagneau, p. 53.

(2) Année 1855, p. 97.

(3) *Dictionnaire de Nysten.*

L'examen microscopique a été fait par mon ami M. Luys, dont tout le monde connaît l'ingénieuse habileté en fait de recherches anatomiques. La tumeur qui siégeait au niveau du chiasma présentait à la coupe deux substances distinctes : une centrale, jaune-mastic; l'autre corticale, d'un rose vif, fortement vascularisée, et formant comme une coque à la portion centrale. Dans les masses de cette dernière portion, on reconnaissait au microscope : 1° l'existence d'un blastème amorphe, très-abondant, élastique, et formé d'une grande quantité de granulations grisâtres ; 2° des noyaux et des cellules plasmatiques en voie de développement et à tous les âges, plongés dans l'intérieur même du blastème au-dessous duquel ils sont formés ; 3° des fibres de tissu plasmatique, fusiformes, entre-croisées, le dernier terme du développement des éléments précédents ; 4° une prodigieuse abondance de capillaires englués, plongés au sein du blastème dont je viens de parler et y attenant.

La portion centrale a présenté la série des mêmes éléments, seulement beaucoup plus avancés en âge et en train de subir la période d'involution organique, c'est-à-dire des dépôts graisseux jaunes de toute nature répandus en excessive abondance.

Végétations syphilitiques des centres nerveux. — Je ne connais qu'un seul exemple de végétations cérébrales ; c'est celui qui a été publié dans la *Gazette médicale* de Toulouse par M. Faurès, et qui est rapporté dans l'ouvrage de Vidal (1). Il s'agit d'une jeune fille qui succomba hémiplégique six jours après le début des accidents cérébraux. *Autopsie.* La membrane qui tapisse le quatrième ventricule présentait, surtout à droite, un groupe de granulations variant du volume d'une tête d'épingle assez forte à celui d'un grain de millet ; le groupe avait le volume et la forme d'une grosse framboise ; rouges, séparées par des fentes où rampaient de nombreux vais-

---

(1) *Loc. cit.*, p. 506.

seaux capillaires allant se terminer dans leur tissu, elles ressemblaient exactement aux végétations qui existaient encore sur les parties génitales. Leur tissu avait la plus grande analogie avec le tissu érectile. L'encéphale n'offrit aucune autre altération.

Ramollissement, épanchement. — Il n'est pas rare de rencontrer dans le voisinage des tumeurs syphilitiques que je viens de décrire, des portions de substance nerveuse atteintes d'inflammation et de ramollissement.

M. le professeur Rostan a signalé en 1823 le ramollissement cérébral comme consécutif aux tumeurs du crâne dues à la syphilis. Je trouve dans son livre sur le ramollissement du cerveau, p. 145, une observation dans laquelle le cervelet offrait un aspect fort singulier : toute la circonférence était diaphane et d'un blanc d'opale ; on voyait à la partie inférieure du lobe droit de la protubérance un enfoncement très-prononcé, produit par une exostose qui occupait la partie correspondante de l'os pierreux du temporal et de la portion de l'occipital qui s'articule avec elle.

Lallemand, dans ses recherches sur l'encéphale, rapporte deux observations dans lesquelles l'autopsie démontra que les lésions crâniennes avaient produit de l'encéphalite, et du ramollissement des parties du cerveau les plus voisines.

L'observation de M. Bourdet, rapportée par M. Tacheron, offre encore un exemple remarquable de ramollissement. Tout l'hémisphère gauche était réduit en putrilage d'une extrême fétidité, et le ventricule droit contenait 2 onces environ de la sérosité roussâtre.

Le voilier de Delpech mourut d'hémorrhagie cérébrale quelques mois après la guérison de la paralysie, et alors qu'on pouvait espérer pour lui un retour complet à la santé. Je ne doute pas qu'il y ait eu un lien commun entre cette dernière affection et les accidents syphilitiques qu'il présenta.

Le malade dont MM. Dominel et Leprestre (1) ont publié l'observation et l'autopsie est un exemple remarquable d'épanchement consécutif aux tumeurs syphilitiques. Il est dit : Il n'y avait plus aucune trace de liquide céphalo-rachidien ; la portion médullaire de l'arachnoïde, dans toute la région lombaire et dans le tiers inférieur de la région dorsale, était soulévée, détachée du cordon rachidien ; entre elle et la membrane propre de cet organe, le fluide épanché était bleu opaque, inodore, de consistance purulente, et pouvait être évalué à deux cuillerées à café ; la moelle, dans les régions dorsale et lombaire, était dure, diminuée de volume, d'une teinte rosée qui ne permettait pas de distinguer les deux substances. Depuis la sixième vertèbre cervicale en arrière jusqu'à la protubérance annulaire, près des tubercules quadrijumeaux, il y avait un épanchement sanguin entre l'arachnoïde et la membrane propre de la moelle ; le sang était noir, concret, et formait autour de la moelle un véritable étui d'une demi-ligne à une ligne d'épaisseur, continu en avant, séparé en arrière vers la troisième vertèbre cervicale dans l'étendue d'un pouce ; l'arachnoïde était opaque, épaissie, d'un blanc terne ; la valvule de Vieussens était détrite en totalité par l'épanchement sanguin qui remplissait le quatrième ventricule jusqu'au calamus scriptorius. Du côté gauche, le sang avait pénétré par chacun des trous de conjugaison jusqu'auprès des ganglions des racines postérieures. A la base du crâne, les caillots de sang entouraient la protubérance annulaire, ils se continuaient en avant sur la ligne médiane jusqu'à la commissure des nerfs optiques, limités sur les côtés par le bord interne du lobe moyen de ces nerfs eux-mêmes, et finissaient des deux côtés vers le tiers interne de la scissure de Sylvius. Ces désordres épouvantables furent causés par la présence d'une tumeur syphilitique qui détruisit la troisième vertèbre cervicale. Dans mon observation 12, M. Gosselin constata un ramollisse-

(1) *Archives générales de médecine*, mai 1830, p. 338.

ment de la moelle qu'il ne pouvait attribuer qu'à une manifestation de la diathèse syphilitique.

L'observation suivante est très-intéressante par les désordres nombreux que l'autopsie a révélés; la protubérance est ramollie dans la portion centrale; la coupe de cette région se présente sous un aspect tacheté de coloration bleue jaunâtre, la vascularisation y est très-vive, la plupart des fibres blanches des faisceaux sont dissociées et rompues. M. Luys considère ces dépôts encore fluides de substance bleue jaunâtre infiltrée dans la masse même de la protubérance, comme des exsudats de date récente, d'une nature analogue à celle de la matière de la tumeur qui comprimait le chiasma des nerfs optiques.

OBSERVATION III.

Vaginite, traces de syphilides, cécité de l'œil droit, céphalée, douleurs orbitaires nocturnes, paralysie faciale, hémiplégie; disparition brusque de ces accidents, réapparition de même; attaques épileptiformes, coma. Mort, autopsie.

(Observation due à l'obligeance de mon excellent collègue, M. Colombel.)

La nommée C..... (Marie), âgée de 26 ans, couturière, est entrée à l'hôpital de la Charité, le 24 juillet 1860, dans le service de M. Briquet, salle Sainte-Marthe, n° 14; morte le 20 août.

La malade est grande et paraît d'une bonne constitution; tout indique en elle une santé habituelle excellente; bien qu'elle se dise couturière, en réalité elle est femme entretenue, et s'est livrée à des excès de boisson et de coït.

On ne retrouve rien dans les ascendants comme cause héréditaire; il n'y a pas eu chez les parents d'affection cérébrale, la mère n'a pas été hystérique.

De son côté, elle n'est pas sujette à des accès d'hystérie; sous l'influence d'une émotion morale, elle sent cependant une gêne au creux épigastrique, et elle a la sensation de la boule hystérique. On constate l'existence de points douloureux à l'épigastre, au côté gauche et au même côté de la colonne dorsale; nous pouvons admettre qu'il y avait quelques manifestations hystériques. Du côté de l'encéphale, jamais elle n'a eu de phénomènes pouvant faire soupçonner une affection de cet organe ou même une prédisposition : ainsi, avant le mois d'avril, elle n'avait jamais eu de céphalalgie, d'éblouissements, d'étourdissements et de bourdonnements d'oreille; elle nie toute affection syphilitique antérieure, et ce n'est qu'après une longue interrogation qu'elle avoue avoir eu, il y a un an, un écoulement vaginal survenu tout d'un coup, avec des douleurs en urinant, dues sans doute à une vaginite.

Voici ce qu'elle raconte sur les débuts de sa maladie actuelle. Il y a quatre mois environ, au milieu d'une santé parfaite en apparence, elle remarqua que sa vue s'affaiblissait d'une manière notable du côté droit. Au bout d'un mois, elle n'y voyait plus de ce côté; l'œil d'ailleurs ne paraissait le siége d'aucune altération pathologique. En même temps, elle fut prise de céphalée dans le côté droit et la région orbitaire droite, qui retentissait plus faiblement dans toute la région frontale; le soir surtout et la nuit, ces douleurs étaient très-intenses. Elle alla consulter différents médecins, qui la soumirent sans succès au traitement de l'amaurose.

Tel était l'état de cette femme, quand, le 20 juillet, elle s'aperçut que tout son côté gauche était paralysé; elle n'avait pas le moindre signe de congestion cérébrale, et les membres paralysés n'étaient pas douloureux. Une demi-heure après, ce phénomène avait disparu sans laisser de trace. Le lendemain et le surlendemain, aucun accident; mais, dans la nuit du dimanche au lundi, survint un léger étourdissement, à la suite duquel l'hémiplégie du côté gauche se reproduisit. Mais, cette fois, la paralysie persista, et alors elle se décida à entrer à l'hôpital le 24 juillet.

État actuel. La paralysie est complète dans tout le côté gauche, aucun mouvement n'est possible, les membres soulevés retombent lourdement; mais il n'y a pas de contractures ni de fourmillements, pas plus que de douleurs soit dans les articulations, soit dans la continuité des membres; les muscles se contractent bien sous l'influence de l'électricité; la face est fortement déviée à droite; la langue et la luette ont leur rectitude normale; la vue est conservée à gauche, mais à droite il y a une amaurose complète : la malade ne peut plus distinguer le jour de la nuit; en même temps, elle ressent de violentes douleurs circum-orbitaires qui s'étendent à la région temporale correspondante et un peu à la région frontale. Ces douleurs sont presque constantes, cependant elles s'exaspèrent sensiblement le soir et la nuit. Les organes abdominaux sont dans leur état normal; il n'y a rien non plus dans la cavité thoracique; la respiration et la circulation ne présentent rien d'anormal; le pouls bat 80 pulsations. Les organes des sens ont conservé leur parfaite intégrité; la vue, perdue à droite, est excellente à gauche; enfin l'intelligence est peu troublée : la malade rend parfaitement compte de ses diverses sensations; seule la mémoire est un peu altérée, elle est lente et paresseuse.

Les antécédents ne permettent pas de rattacher la maladie soit à une affection cérébrale, soit à une affection hystérique. M. Briquet admet une cause syphilitique. L'existence de cicatrices que la malade attribuait à des furoncles, et qui ressemblaient à celles des syphilides, donnait au diagnostic une grande probabilité. Le diagnostic fut donc : tumeur développée dans le voisinage du chiasma des nerfs optiques. — Il fut prescrit : tisane sudorifique avec sirop de Cuisinier; liqueur de Van Swieten, une cuillerée à bouche matin et soir; une pilule extrait thébaïque de 0,05; une portion comme régime alimentaire.

Jusqu'au 27 juillet, l'état de notre malade resta stationnaire. Dans la nuit du 27 au 28, elle ressentit une douleur dans le côté gauche du cou; cette douleur, quelle avait eu déjà plusieurs fois, nous dit-elle, ne parut liée à aucun phénomène particulier. En même temps, le côté paralysé devint un peu plus douloureux et roide; cette roideur était surtout remarquable au membre supérieur : on ne pouvait étendre le bras et ouvrir la main.

Le traitement fut interrompu; et M. Briquet prescrivit : ventouses scarifiées aux apophyses mastoïdes; 4 palettes de sang; une bouteille d'eau de Sedlitz; limonade à la glace; glace sur la tête.

L'intelligence est diminuée; il en est de même de la sensibilité générale; constipation sans paralysie du côté de la vessie et du rectum; pouls fréquent, 96 puls.

29 juillet. Il y a une légère amélioration. La malade ne reprit pas encore le traitement mercuriel. Le lendemain, dans la nuit, elle s'aperçut que les membres n'étaient plus roides et que leurs mouvements étaient revenus. D'abord elle remua le membre inférieur, dont les mouvements furent plus faciles qu'au membre supérieur; mais bientôt nous constatâmes que les mouvements étaient revenus. La malade pouvait lever la jambe et le bras, et porter la main à la bouche; il n'y avait plus de douleurs musculaires, plus de contractures; la sensibilité générale était excellente; la paralysie faciale était seule complète; les douleurs de tête n'avaient pas non plus diminué; la cécité était toujours complète; le pouls était retombé à 70. — Le traitement antisyphilitique fut repris.

Jusqu'au 12 août, l'état resta le même; l'amélioration se maintint sans devenir plus manifeste : le traitement avait produit un peu de salivation. Mais, à cette date, le mieux cessa de faire des progrès; une partie des symptômes observés le 28 juillet se représentèrent : la malade se plaignait de douleurs dans les articulations et les muscles du côté paralysé; le membre supérieur était contracté, et les doigts fléchis dans la main; le côté gauche était paralysé, mais la sensibilité y était conservée. L'état général était moins bon; la parole était embarrassée, et l'intelligence sensiblement diminuée; aucun trouble du côté de la digestion, de la respiration ou de la circulation; pouls à 92.

16 août. La salivation, assez intense, fait suspendre le traitement mercuriel; on le remplace par l'iodure de potassium, 1 gramme.

Le 18. Vers trois heures de l'après-midi, la malade fut prise de vomissements bilieux qui durèrent jusqu'au soir; elle sentait ses membres courbaturés aussi bien du côté paralysé que du côté sain. Le traitement fut suspendu. (Glace.) Vers six heures du soir, elle fut prise d'étourdissements, d'éblouissements et de bourdonnements d'oreille; la vue se troubla, et elle perdit connaissance; les vomissements continuèrent; la malade resta dans le coma. Je fus appelé auprès d'elle vers onze heures, et je constatai une attaque épileptiforme qui venait de la surprendre au milieu de l'état comateux où elle se trouvait; perte complète de connaissance, face vultueuse, écume de la bouche, mouvements des membres, convulsions cloniques et toniques; ronflement, perte complète de la sensibilité; en un mot, tout l'ensemble d'une attaque épileptique. Cet état dura un quart d'heure environ, mais le coma continuait encore le lendemain matin.

Le 19, les membres étaient dans la résolution complète; perte de connaissance, sensibilité abolie, face congestionnée, yeux hagards agités par des mouvements convulsifs; pupilles inégales, la droite plus dilatée que la gauche; perte de la vue des deux côtés; grincement des dents, écume de la bouche; un peu de hoquet en buvant; face toujours déviée du côté droit; membres du côté gauche contracturés, agités de convulsions; pouls fréquent, 112 puls. — 40 sangsues aux apophyses mastoïdes; calomel, 0 gr. 60; poudre de jalap, 1 gr. 50 en 12 paquets.

Le 20. La résolution devient encore plus complète, le pharynx lui-même est paralysé; pouls, 144 puls. On renouvelle le *purgatif*, mais la malade meurt dans la journée.

Autopsie faite le 22 août. Les organes des cavités abdominales et thoraciques n'étaient le siége d'aucune altération.

L'aspect du cerveau, son poids, ne présentaient rien d'anormal; les méninges, saines à leurs parties supérieures, vers les parties inférieures, étaient adhérentes au nerf optique droit, au devant du chiasma; rouges à cet endroit, elles semblaient enflammées; mêmes lésions au niveau du nerf trijumeau : elles ne pouvaient être enlevées sans entraîner une portion de substance nerveuse.

La protubérance était ramollie dans la portion centrale; on constatait en effet, dans cette région, que la surface de la coupe se présentait sous un aspect tacheté de coloration bleu jaunâtre; la vascularisation y était très-vive, la plupart des fibres blanches des faisceaux antérieurs étaient dissociées et rompues.

Sur le nerf optique droit, au devant du chiasma, était une petite tumeur, grosse à peine comme une noisette, d'un aspect gris rougeâtre, assez semblable à un encéphaloïde, mais résistant plus à la coupe ; elle semblait entourer le nerf optique dans une étendue de quelques millimètres, et s'être développée à ses dépens. Sur le nerf trijumeau, on remarquait quatre petites tumeurs semblables à celle-là par leur aspect, mais dont le volume ne dépassait pas celui d'une tête d'épingle.

L'examen histologique, fait par M. Luys, a donné les résultats suivants :

La tumeur, qui siégeait au devant du chiasma, comprimait surtout le nerf optique correspondant ; elle était adhérente aux méninges cérébrales, son volume était celui d'une noisette ; elle était fortement vasculaire à l'extérieur, et d'une résistance élastique qui rappelait celle des gommes syphilitiques. En l'incisant, on constatait qu'elle était en apparence formée de deux substances : une, centrale, jaune-mastic ; l'autre, corticale, d'un rose vif, fortement vascularisée, formant comme une coque à la portion centrale.

L'examen microscopique fit constater dans les masses de cette dernière portion : 1° l'existence d'un blastème amorphe très-abondant, élastique et formé d'une grande quantité de granulations grisâtres ; 2° des noyaux et des cellules plasmatiques, en voie de développement et à tous les âges, plongés dans l'intérieur du blastème, aux dépens duquel ils sont formés ; 3° des fibres de tissu plasmatique, fusiformes, entre-croisées, le dernier terme du développement des éléments précédents ; 4° une prodigieuse abondance de capillaires plongés, englués, au sein du blastème dont nous avons parlé, et y attenant. La portion centrale présentait la série des mêmes éléments, seulement beaucoup plus avancés en âge et en train de subir la période d'involution organique, c'est-à-dire des dépôts graisseux jaunes de toutes nuances répandus en excessive abondance.

Le nerf optique présentait aussi un commencement d'altération du même genre.

Le nerf trijumeau, remarquable par l'existence de petites tumeurs contenues dans son épaisseur, offrait la même dégénérescence : ces petites tumeurs étaient grosses comme des têtes d'épingle, jaunâtres au centre, grisâtres à la périphérie, et d'une structure identique à celle que nous avons déjà signalée dans la tumeur située au devant du chiasma.

Je considère avec M. Luys les dépôts encore fluides de la substance bleue-jaunâtre infiltrés dans la masse même de la protubérance comme des exsudats de date récente. C'est à des épanchements dans une région si importante que sont dus les phénomènes de contracture spasmodique qui ont éclaté dans les derniers temps et amené la mort si rapide. Je considère cette matière comme d'une nature analogue à celle qui formait la tumeur du chiasma, seulement cette dernière est un exsudat d'une date plus reculée. En somme, les produits morbides ont paru formés : 1° d'une matière exsudée sortie sous l'influence d'un stimulus quelconque des voies capillaires ; 2° cette matière exsudée a subi sur place un commencement d'organisation ; 3° les points les plus âgés relativement sont ceux qui sont envahis par la dégénérescence graisseuse.

Je suis porté à ranger ces produits dans la catégorie de ceux qui appartiennent à la diathèse syphilitique.

Pour terminer l'anatomie pathologique des paralysies syphilitiques, j'ai à signaler quelques altérations diathésiques éloignés des centres nerveux ; ce sont les affections des muqueuses et les engorgements ganglionnaires.

Il n'est rien de plus fréquent que de constater la perte de l'odorat à la suite des éruptions de papules muqueuses et des ulcérations des fosses nasales. Beaucoup de surdités sont aussi causées par des affections pharyngiennes spécifiques qui oblitèrent parfois d'une manière durable la trompe d'Eustache.

Je ne connais qu'un seul exemple de paralysie due à la compression d'un nerf par un ganglion syphilitique, c'est M. Salneuve qui en rapporte l'observation dans sa thèse inaugurale. Il s'agit d'un jeune homme qui, parmi des accidents secondaires syphilitiques, eut une paralysie faciale causée par le développement d'un ganglion de l'antitragus.

CHAPITRE II.

Symptômes.

Altération de la motilité. Tous les muscles de l'économie peuvent être frappés de paralysie sous l'influence de la diathèse syphilitique.

Tantôt le système nerveux tout entier est profondément ébranlé, et les paralysies se multiplient tellement que les malades nous présentent bientôt le tableau de la paralysie générale progressive à marche rapide ; tantôt au contraire tout le principe morbide semble se concentrer sur une portion du système nerveux, et on observe alors des paralysies partielles.

Les malades que j'ai pu observer et ceux dont les observations sont consignées dans les différentes publications me font admettre la diathèse syphilitique comme cause possible de toutes les variétés de paralysies. Je reviendrai, dans la seconde partie de mon travail, sur un certain nombre d'entre elles en particulier, je vais seulement tracer d'une manière générale le tableau des symptômes d'après leur ordre de manifestation.

L'abolition de la motilité, quel que soit le muscle qu'elle affecte, est précédée d'un travail morbide préparateur. Le virus, avant de faire son choix, semble menacer un certain nombre de fonctions. Tantôt c'est du côté de la peau ; les malades voient apparaître une roséole, une éruption papuleuse, qui laissent des traces durables ; mais ces manifestations ne surviennent pas sans un ébranlement général. Le malade devient paresseux ; il mange sans appétit, digère difficilement ; son sommeil est agité par des cauchemars. Bientôt ce malaise se caractérise ; il a des douleurs de tête tantôt diffuses, tantôt localisées sur un point fixe ; quelquefois elles sont continues, d'autres fois, reviennent avec une périodicité caractéristique. Si avec cela il y a des éruptions du côté des muqueuses buccales et pharyngées ; si les cheveux, les sourcils et la barbe, commencent à tomber ; si une adénite cervicale se manifeste, le malade se rappelle alors, il se doute du mal qui le travaille, et va le confesser ; mais si tout ce cortége de symptômes n'apparaît pas, le malade voit, tous les jours, les malaises augmenter ; ses forces diminuent, ses douleurs sont à peine soulagées, jusqu'à ce que, un beau jour, il se réveille hémiplégique, ou avec une paralysie de la vue, des muscles de l'œil, de la face, etc. etc. D'autres fois la paralysie survient peu à peu graduellement, et elle sera complète dans l'organe qu'elle affecte, si un traitement antisyphilitique n'est pas promptement institué.

• Les deux observations suivantes sont des tableaux vivants qui en diront plus qu'une simple analyse. Dans la première (obs. 4), l'origine du mal n'est pas douteuse, et la succession des symptômes bien évidente. A peine les symptômes dits *secondaires* ont-ils paru, que déjà le système nerveux est impressionné profondément; les douleurs deviennent de plus en plus pénibles. Le 15 novembre, elles avaient été très-vives dans la première partie de la nuit; la malade finit par s'endormir. Le lendemain, quand elle se réveilla, elle était hémiplégique. Chez le malade qui est le sujet de l'observation 5, la paralysie survint d'une manière progressive au milieu d'accidents multiples des mieux caractérisés.

OBSERVATION IV.

Bouton aux parties génitales, adénopathie inguinale, syphilides croûteuses, adénopathie cervicale, angine, alopécie, douleurs spécifiques, paralysie faciale, hémiplégie; traitement par les préparations de mercure et d'iodure de potassium. Guérison.

(Observation due à l'obligeance de M. le Dr Al. Fournier.)

Mme X....., âgée de 28 ans, douée d'une excellente santé, se maria en 1859; elle n'avait eu aucune maladie antérieure; mais, après quelques mois de mariage, elle fut affectée d'une roséole spécifique. Je l'interrogeai avec soin, et j'appris que quelques semaines après son mariage, elle avait été affectée d'un bouton à la vulve; ce bouton avait persisté pendant plusieurs semaines, et s'était accompagné de quelques glandes dans l'aine correspondante. Cette dame se refusa du reste, à cette époque, à un examen direct; son mari, que j'avais eu l'occasion d'observer antérieurement, avait été affecté, en mars 1859, d'un chancre induré, pour lequel M. Cullerier lui avait donné ses soins pendant un mois.

Il vit apparaître, au mois de juillet de la même année, une roséole; puis, dans les mois suivants, une douleur sus-sternale très-violente, une céphalée très-douloureuse, des papules croûteuses dans les cheveux. Un traitement spécifique avait été suivi avec rigueur jusqu'au moment du mariage. Il vint me consulter quelque temps après; il lui était venu sur la verge quelques ulcérations qui s'étaient rapidement cicatrisées par quelques lotions avec la liqueur de Labarraque, et quelques applications de poudre de calomel. De nouveaux accidents syphilitiques se manifestèrent de nouveau sur lui dans le courant de l'année; il fut soumis à un traitement mercuriel (pilules de proto-iodure d'hydrargyre); mais le traitement fut très-irrégulièrement suivi; aussi de nouveaux accidents ne tardèrent pas à reparaître.

Chez la femme, il apparut d'abord une syphilide papuleuse qui, sur quelques parties, et notamment sur le front, se recouvrit de croûtes. Une adénopathie cervicale, une angine, survinrent après, les cheveux tombèrent; mais bientôt la syphilis sembla attaquer le système nerveux; des douleurs éclatèrent sur plusieurs points; diffuses, erratiques, elles revenaient plus fortes la nuit; la malade était tourmentée d'insomnies fréquentes; elle se plaignait surtout d'une céphalée, qui la nuit devenait intolérable.

Le 15 novembre, les douleurs avaient été très-vives dans la première partie de la nuit; la malade finit par s'endormir accablée; quand elle se réveilla, elle était hémiplégique. Je la vis le matin même; la céphalée, qui n'avait pas quitté la malade depuis plusieurs jours, avait disparu. Je constatai une paralysie faciale des mieux caractérisées; impossibilité de fermer l'œil, de souffler, de relever le sourcil; bouche déviée, ainsi que la langue, déglutition très-vive; la malade avalait très-difficilement les boissons qui tombaient dans le larynx, et provoquaient des efforts de toux; la parole était extraordinairement embarrassée, et presque inintelligible; les deux membres du même côté étaient paralysés, mais les mouvements étaient moins complétement abolis dans le membre inférieur que dans le membre thoracique; apyrexie complète; pas de douleurs. — Sinapismes; eau de Sedlitz, émétique en lavage.

Le 16, l'état était le même. — Seconde bouteille d'eau de Sedlitz.

Du 17 au 21, l'état resta à peu près le même; la parole commença à être moins embarrassée. — Iodure de potassium de 0,50 à 2 grammes.

Le 23. La parole était notablement plus libre, la déglutition se faisait mieux, les liquides seuls provoquaient encore quelques efforts de toux; les douleurs, qui s'étaient calmées, recommencèrent avec violence; elles siégeaient surtout dans le bras et dans les deux mollets; leur intensité était telle pendant la nuit, que la malade n'en parlait qu'avec l'expression de l'angoisse la plus affreuse. Pendant le jour, ses douleurs se calmaient un peu; la céphalée seule était continue. — Iodure de potassium, 2 grammes.

Dans les derniers jours du mois, une amélioration progressive se manifesta; la parole devint plus libre, la déglutition plus facile; les mouvements revinrent dans le membre inférieur, et la malade put se soutenir, et même marcher un peu;

la paralysie faciale avait notablement diminué; l'œil se fermait, mais la bouche était toujours déviée, et la langue tirée en travers; le bras pouvait exécuter quelques mouvements, mais les doigts étaient incapables de saisir un objet, et de lui imprimer une direction. La céphalée et les douleurs de bras étaient moins violentes, et restaient quelquefois vingt-quatre et trente-six heures sans reparaître. (Iodure de potassium, 3 gr.) Le mieux continua pendant le mois de décembre; la paralysie disparut complétement. Les mouvements revinrent dans le membre inférieur, puis un peu plus tardivement dans le bras. Vers le 10, les doigts commençaient à pouvoir saisir une aiguille. Les douleurs ayant cessé, et l'iodure de potassium fatiguant un peu la malade, la dose fut successivement réduite à 0,50 centigr. par jour.

Dans les derniers jours de décembre, survint une iritis qui céda à l'usage du proto-iodure de mercure, 0,10 centigr. par jour.

En janvier, nouvelle attaque de céphalée nocturne (reprise de l'iodure de potassium). Guérison.

En mai 1860, la malade éprouva de vives douleurs dans les bras et dans les talons; celles-ci furent assez vives pour empêcher complétement la marche. (Pilules de sublimé, douches de vapeurs, iodure de potassium.) Au bout de dix jours, ces accidents disparurent, et la malade cessa tout traitement.

Au mois d'août, rien n'avait reparu encore, et son état continuait à être excellent.

OBSERVATION V.

Blennorrhagie, chancres, adénopathie inguinale, adénopathie cervicale, syphilides, alopécie, chute des sourcils et de la barbe, céphalée, paralysie faciale et hémiplégie incomplète. Amélioration rapide aussitôt que le traitement spécifique a été institué.

(Malade dont M. Oulmont m'a permis de prendre l'observation dans son service.)

M. H....., âgé de 25 ans, employé, n'avait jamais été malade, lorsque, au mois d'avril 1860, il contracta une blennorrhagie, et un chancre qui s'accompagna de ganglions dans l'aine. Il fut consulter un médecin qui lui prescrivit un traitement antisyphilitique, mais il fut très-mal suivi. Cependant, au bout de quinze jours à peu près, le chancre fut cicatrisé. «Très-peu de temps après, nous dit le malade, survinrent des accidents secondaires : taches sur la peau, ganglions nombreux dans la région cervicale, chute des cheveux, de la barbe et des sourcils. Il fut consulter, pour ces accidents du côté de la peau, à l'hôpital Saint-Louis, et on lui prescrivit de l'iodure de potassium.

Le 22 octobre 1860, il entrait dans le service de M. Oulmont, à l'hôpital Lariboisière, salle Saint-Charles, n° 18; c'est là que nous avons pu l'observer. Ce jeune homme nous dit que depuis quelques jours il s'était fait en lui des changements qu'il ne savait expliquer; il n'avait du goût pour rien; il comprenait moins bien ce qu'on lui disait. Depuis deux jours il s'apercevait qu'il ne savait plus écrire, et qu'il parlait plus difficilement. Cet homme était sujet aux maux de tête; aussi n'avait-il pas fait grande attention à ceux qui avaient précédé les symptômes de paralysie que je viens de mentionner. Il entrait à l'hôpital dans l'état suivant: visage congestionné et un peu bouffi; facies portant l'empreinte d'une cachexie profonde; taches sur le front, d'une teinte cuivrée caractéristique; éruption milliaire végétante sur le pourtour des paupières et sur les joues; alopécie plus grande sur le sommet de la tête; perte presque complète de la barbe. Le malade, qui portait une barbe assez épaisse, n'avait plus à cette époque que quelques poils sur le visage, il n'y avait plus à la place des sourcils que quelques poils très-fins; la vue, l'odorat et le goût, étaient bien conservés; pas de maux de gorge; les traits du visage étaient légèrement abaissés du côté droit, surtout quand le malade parlait; la langue était aussi un peu déviée du même côté; la parole était difficile, embarrassée; le malade bégayait pour prononcer certains mots, d'autres lui échappaient complétement, il ne pouvait les dire, la mémoire était très-affaiblie, surtout celle des noms; il dormait bien, et ne se plaignait que d'une douleur sourde dans la tête.

Le corps était couvert de macules syphilitiques types; elles étaient brunes alors, mais, à leur apparition, elles avaient la teinte cuivrée caractéristique; elles étaient très-abondantes, surtout sur le tronc; le mamelon avait pris une teinte noire.

Le malade accusait un notable affaiblissement du côté droit; la sensibilité était bien conservée.

Cet homme avait fait beaucoup d'excès, surtout des excès de coït; il voyageait sans cesse, et ne pouvait que rarement se reposer. Aussi M. Oulmont, quoique soupçonnant le virus syphilitique de causer les accidents du système nerveux, voulut d'abord essayer un traitement tonique. Le malade prit, chaque jour, de l'extrait de quinquina et de l'extrait de gentiane. Au bout de très-peu de temps, le malade se trouva mieux, mais cette amélioration ne continua pas d'une manière progressive, et il fut bientôt évident qu'elle était causée par le repos et le régime auquel il était soumis.

Vers le milieu de janvier 1861, l'état du malade était à peu près le même; l'embarras de la parole et l'affaiblissement du côté droit persistaient toujours; les cheveux et les poils repoussaient très-peu. M. Oulmont institua alors le traitement par le proto-iodure de mercure, une pilule chaque jour, de 0,05 centigr.

Nous avons revu le malade dans les premiers jours de février ; il nous dit que, depuis son nouveau traitement, il allait tous les jours de mieux en mieux ; la parole était en effet plus facile, les cheveux et les poils repoussaient rapidement, et l'état général était des meilleurs.

Le malade est encore dans le service de M. Oulmont, et continue le traitement (10 février 1861).

Les deux observations précédentes montrent deux formes différentes du début de la maladie. La jeune femme qui fait l'objet de l'observation 4 se réveilla hémiplégique. Tout porte à croire que les accidents de paralysie n'apparurent pas au moment du réveil, et qu'ils existaient déjà depuis quelques heures. Il n'y avait donc pas eu de perturbation violente au moment de leur apparition. La malade de l'observation 1re fut prise, dans la rue, d'un étourdissement, et tomba sans pouvoir se relever; mais elle ne perdit pas connaissance. Dans l'observation 10, on trouve encore un exemple frappant du début brusque des accidents; mais ce qu'il y a de plus remarquable, c'est que la vue fut aussi subitement améliorée. La veille, le malade ne pouvait distinguer un objet; le lendemain, il pouvait lire parfaitement. Je trouve un assez grand nombre de faits qui viennent confirmer ce que j'avance sur la fréquence et le mode d'invasion des accidents de paralysie. Je veux, entre autres, citer l'observation de Sandras (1). Son malade eut un étourdissement, et fut frappé d'hémiplégie et de paralysie du moteur oculaire externe, mais ne perdit pas connaissance. D'autres fois au contraire la perte de connaissance existe, et les malades sont frappés d'une véritable apoplexie. Budd (2) publia, sous le titre de *Cases of apoplexy consequent of sy-*

(1) *Gazette des hôpitaux*, 1854.

(2) *London medical gazette*, 1842, p. 357.

philis, deux observations de jeunes gens, l'un de 26, l'autre de 27 ans, qui furent frappés d'apoplexie.

M. Ch. Bedel (1) rapporte, d'après Inmann, plusieurs observations semblables, et M. Cazenave (2) cite aussi un exemple d'apoplexie chez un homme de 32 ans. Le voilier de Delpech mourut d'hémorrhagie cérébrale. Mais je dois me hâter de dire que je n'attache pas la même valeur à toutes les attaques d'apoplexie : je ne puis mettre en parallèle, par exemple, mon malade de l'observation 10 avec celui de Delpech. En décrivant l'anatomie pathologique, j'ai résumé les altérations syphilitiques les plus diverses et les plus formidables qui peuvent donner lieu à des lésions du système nerveux, et il est facile de comprendre qu'au milieu de désordres aussi considérables que ceux que Delpech constatait chez son malade, le cerveau ait souffert comme tout l'organisme, et que l'apoplexie ait pu avoir pour cause immédiate un écart de régime ou le moindre accident. Mais je crois cependant que le cerveau peut être paralysé autrement que par une tumeur ou une hémorrhagie, car il me serait impossible autrement de comprendre comment certaines paralysies ont pu disparaître subitement comme elles étaient survenues. C'était aussi la pensée de Vidal, qui n'avance cependant le fait que comme une hypothèse : « Maintenant, dit-il en parlant d'un malade guéri d'hémiplégie, si j'osais préciser davantage, je dirais que la lésion n'était pas osseuse ; qu'il ne s'agissait pas non plus d'une tumeur du crâne, mais plutôt d'une affection du cerveau même, d'un commencement de dépôt plastique ; car les effets d'une exostose ne sont pas si promptement détruits, et le début des accidents n'est pas le même. J'avoue cependant que je suis ici dans l'hypothèse (3) ».

MM. Sandras et Lucas Championnière regardent la marche pro-

(1) Thèse de Strasbourg, 1851.

(2) *Annales des maladies de la peau et de la syphilis.*

(3) *Traité des maladies vénériennes*, p. 500.

gressive de la paralysie comme un des caractères de la cause syphilitique (1). Je ne puis partager cette opinion, car cette marche lente me paraît appartenir autant à d'autres formes de paralysies ; j'ai remarqué seulement qu'elle était beaucoup plus fréquente dans les paraplégies.

Je crois que la forme du début des accidents dépend beaucoup plus de l'époque de la maladie à laquelle ils apparaissent. Presque tous les auteurs ont jusqu'à présent rangé les accidents nerveux parmi les manifestations tardives ou tertiaires de la diathèse syphilitique. En étudiant les observations que je publie, il est facile de se convaincre que telle n'est point la règle, et que les désordres du système nerveux peuvent appartenir à une période beaucoup plus récente de la maladie. Dans l'observation 4, une syphilide croûteuse apparaît, puis bientôt une adénopathie cervicale, de l'angine, de l'alopécie, des douleurs spécifiques, et enfin des accidents de paralysie. Le malade de l'observation 5 contracte un chancre en avril 1860 : quelque temps après, commence la série des accidents du côté de la peau et des muqueuses ; les cheveux, la barbe et les sourcils, tombent ; il a des douleurs nocturnes, et, en octobre, il entre paralytique dans le service de M. Oulmont. En six mois, toutes ces manifestations diverses s'étaient produites. Adèle M..... (obs. 9) contracta des chancres. Quatorze mois après, elle voit apparaître aux parties génitales des plaques muqueuses. Elle entre, le 15 février, dans le service de M. Moissenet, auquel j'étais attaché comme interne. Elle me présentait alors la série des accidents cutanés qui se manifestaient d'une manière confluente et grave, et, le 6 mars, elle était hémiplégique. Ce n'est certainement pas là la marche des accidents tertiaires.

Quand les désordres du système nerveux surviennent quelques mois après les accidents primitifs et en même temps que les mani-

(1) *Journal de médecine et de chirurgie pratiques,* 1851, p. 339.

festations secondaires, le début est presque toujours brusque, apoplectique. Lorsque au contraire la paralysie survient à une époque éloignée des accidents primitifs et au milieu des altérations tardives, elle marche d'une manière progressive et lente.

Les paralysies syphilitiques peuvent se manifester à tous les degrés, depuis le simple affaiblissement jusqu'à l'inertie la plus absolue du membre. On a constaté plusieurs fois que l'excitabilité électrique était abolie ou diminuée dans les muscles frappés de paralysie.

M. Cruveilhier l'a observé une fois (1). L'observation 4 en offre aussi un exemple. Je regrette que ce signe n'ait pas été plus souvent recherché, il aurait peut-être donné des indications utiles pour le diagnostic.

Altération de la sensibilité. — Il est très-rare de constater la perte de la sensibilité sans qu'il y ait aussi perte du mouvement. L'observation de M. Pétrequin, que j'ai déjà citée, en offre cependant un exemple remarquable. Il s'agit d'un homme qui eut une nécrose du frontal, et qui eut en même temps une paralysie de la sensibilité des membres abdominaux. Il pouvait se tenir droit et même marcher, toutefois avec peine, mais il ne s'apercevait plus ni du froid ni du chaud ; il se pinçait sans douleur et croyait ses jambes entièrement mortes. Cette paralysie s'accompagna de celle du goût, et elles durèrent deux mois, jusqu'après l'extraction du coronal. On peut comprendre comment l'épuisement dans lequel se trouvait le malade a pu rendre la marche difficile; mais j'avoue que je ne m'explique pas comment une nécrose de la table externe du coronal a pu amener une paralysie de la sensibilité des membres inférieurs; aussi je rapporte le fait sans l'interpréter.

La diminution de la sensibilité est souvent précédée de son exaltation. Les malades éprouvent des douleurs sourdes qui augmentent

(1) *Union médicale*, 12 et 15 février 1850.

la nuit. Elles se manifestent quelquefois par des fourmillements; d'autres fois, ce sont des élancements qui provoquent des soubresauts. La sensibilité devient alors de plus en plus obtuse, et enfin elle peut disparaître d'une manière complète.

La paralysie frappe quelquefois la sensibilité générale. MM. Servier et Brevet en signalent un exemple dans un cas de paralysie générale syphilitique (1).

L'observation de paralysie générale progressive, publiée par Thompson (2), de Glascow, en est encore un exemple remarquable. Il y est dit que la sensibilité était fort affaiblie dans toutes les parties affectées de paralysie.

La perte de la sensibilité affecte quelquefois la forme hémiplégique. Devergie (3) rapporte l'observation d'un jeune homme de 23 ans, qui éprouva, sous l'influence de la syphilis, des accès d'engourdissement de tout le côté droit qui revenaient plusieurs fois par jour. Un tremblement continuel des extrémités droites supérieures et inférieures succéda pendant dix jours aux accès. La sensibilité était tellement diminuée dans ces parties, que le malade ne sentait pas l'application des moxas.

Les paraplégies syphilitiques sont souvent compliquées d'anesthésie des membres inférieurs. Dans une observation de M. Lucas Championnière (4), cette anesthésie était telle que le malade se fit une brûlure grave sans s'en apercevoir. J'ai moi-même observé plusieurs fois cette diminution de la sensibilité des membres inférieurs, et j'ai remarqué qu'elle contribue pour beaucoup à rendre la marche incertaine et difficile. Les malades, en effet, n'ont plus conscience du plan sur lequel ils posent le pied; il leur semble, disent-ils,

---

(1) *Journal des connaissances médico-chirurgicales*, 1851, p. 359.

(2) *Journal des connaissances médicales*, de M. Caffe, 20 octobre 1857.

(3) *Clinique de la maladie syphilitique*, 1826, p. 156.

(4) *Journal de médecine et de chirurgie pratiques*, 1851, p. 54.

qu'ils marchent sur du coton, sur du velours, sur de la neige, en un mot, que le sol cède sous leurs pas. Il leur est nécessaire de regarder où ils posent le pied pour rectifier cette sensation et conserver leur équilibre. L'anesthésie peut ne frapper qu'une région très-limitée, comme on le voit dans l'observation 2. Le nommé S..... conserve encore au-dessous du sein gauche un espace grand comme la main où la sensibilité n'a pas reparu.

Les deux observations suivantes, où la paralysie est notée diminuée, trouvent ici une place intéressante.

OBSERVATION VI.

Chancre induré, angine, douleurs rhumatoïdes, affection oculaire (iritis?). Six mois après, paraplégie qui survient d'une manière progressive; douleurs nocturnes dans les membres inférieurs, avec diminution de la sensibilité. Traitement antisyphilitique, bains sulfureux, hydrothérapie. Guérison complète.

(Observation recueillie dans le service de M. Hérard, par notre ami M. Danjoy, interne des hôpitaux.)

G..... (Joseph), 34 ans, employé; entré à l'hôpital Lariboisière le 14 août 1860, salle Saint-Landry, n° 6.

Ce malade a toujours eu jusqu'à présent une assez bonne santé; il n'a pas d'antécédents scrofuleux, et ne peut nous donner de renseignements sur la santé de ses parents qui sont morts très-âgés. Dans sa jeunesse il a eu, vers l'âge de 10 ans, une attaque de rhumatisme; mais rien de semblable ne s'est manifesté depuis, bien qu'il ait travaillé dans un rez-de-chaussée humide.

Il menait du reste une vie assez régulière, ne faisant pas d'excès alcooliques; mais il accuse quelques excès vénériens.

Il y a un an, au mois d'août, il contracte un chancre induré placé près du frein de la verge, et qui fut bientôt suivi d'un bubon inguinal gauche non suppuré. Il laissa ces accidents sans traitement, et ce fut vers la troisième semaine seulement qu'il commença le traitement mercuriel suivi sans interruption pendant trois mois. Dans cet intervalle, quelques nouveaux accidents se sont montrés: un peu d'angine, des douleurs rhumatoïdes nocturnes, et une affection oculaire grave qui semble avoir été une iritis.

A la fin de janvier, six mois après l'apparition des accidents primitifs, G..... commence à ressentir des engourdissements et fourmillements dans les membres inférieurs, en même temps qu'une sensation de fatigue et un refroidissement des extrémités. Ces divers symptômes ont été en augmentant jusqu'à l'époque actuelle, et n'ont jamais été accompagnés de douleur dans la région lombaire ni de douleur en ceinture. Ces nouveaux symptômes n'ont pas été traités; le malade a commencé pendant quelques jours un traitement ioduré, mais a été bientôt forcé de l'interrompre, à cause d'un mal de gorge et d'un enchifrènement assez intenses. Il a seulement pris, d'après les conseils de M. Cullerier, des pilules de sublimé, qui ont été continuées sans interruption depuis le mois d'avril jusqu'au moment de l'entrée.

État actuel (14 août 1860). Homme fort, vigoureusement constitué, notre malade présente les attributs d'un tempérament sanguin; cheveux et barbe noire, face colorée, muscles bien développés.

Il n'a pas de céphalalgie habituelle ni d'étourdissements; l'intelligence est saine et parfaitement conservée; les organes des sens sont intacts.

En explorant attentivement le rachis, nous n'avons pu découvrir aucun point qui fût le siége d'une douleur spontanée ou de sensibilité à la pression; il n'y a pas non plus de douleur en ceinture.

Les muscles supérieurs ont conservé leurs mouvements; les forces musculaires sont intactes et égales des deux côtés.

L'irritabilité électrique est diminuée et la sensibilité est un peu moindre qu'à l'état normal, et il y a un peu d'engourdissement au bout des doigts.

Aux membres inférieurs, les forces musculaires et l'action isolée de chaque muscle sont conservées; mais la coordination des mouvements manque. Le malade peut bien soulever la jambe lorsqu'il est couché, mais ne peut le faire sans tremblement et oscillation du membre.

La marche, qui est incertaine et accompagnée d'hésitation, devient vacillante et impossible lorsque les yeux sont fermés.

L'irritabilité électrique est perdue complétement à gauche; il y a encore un peu de contraction musculaire du côté droit.

La sensibilité est également modifiée, un peu diminuée; le sol n'est pas bien senti sous les pieds, il semble au malade qu'il marche sur du coton.

Il y a eu, à plusieurs reprises, des douleurs assez vives dans les membres inférieurs; ces douleurs n'ont pas le caractère nocturne.

Le tube digestif est en bon état; un peu de constipation habituelle.

Rien au cœur ni dans les organes thoraciques; pas de bruit de souffle vasculaire.

L'émission des urines est facile; aucune rétention d'urine, pas de douleurs en urinant.

Il existe la trace d'un chancre à la partie inférieure de la verge, près du frein.

Il n'y a pas d'érections ni de pollutions nocturnes; elles étaient assez fréquentes antérieurement, au dire du malade.

Le 18 août, le malade est mis au traitement ioduré et prend par jour 0,50 gr. d'iodure de potassium. Les premiers jours le traitement est mal supporté; on est obligé de prendre des doses plus faibles : 0,20 au début, et on peut, au bout de quinze jours, aller jusqu'à 0,76, puis à 1,50 au bout de vingt-cinq jours. A la même époque, on donne concurremment des bains sulfureux tous les deux jours.

Sous l'influence de ce traitement les forces sont revenues; le malade marche beaucoup mieux, avec moins d'hésitation. Depuis le mois de septembre jusqu'au mois de janvier, le malade a pris et cessé plusieurs fois le traitement ioduré concurremment avec l'usage des bains sulfureux et de l'hydrothérapie. Vers la fin de décembre, il marchait sans hésitation et pouvait aller seul aux bains, chose qu'il n'eût pas pu faire lors de son entrée; il y avait seulement un peu de faiblesse dans la jambe gauche. Enfin la contractilité électrique avait reparu.

Sorti le 24 janvier.

OBSERVATION VII.

Chancres, adénopathie bi-inguinale, accidents consécutifs, douleurs dans les membres inférieurs, paraplégie avec perte de la sensibilité; insuccès du traitement antiphlogistique; amélioration rapide par l'iodure de potassium.

M. A...., âgé de 33 ans, courtier de marchandises, est entré à l'hôpital Lariboisière le 29 novembre 1860.

Cette homme, d'une constitution très-épuisée, n'a jamais eu de rhumatisme aigu; il dit seulement qu'il a ressenti plusieurs fois des douleurs vagues dans les membres. Son état l'oblige à marcher beaucoup et à se fatiguer. Il a fait des excès de femme et de boissons. Comme accidents syphilitiques, il a eu deux chancres avec adénopathie inguinale double, qui se sont cicatrisés sous l'influence seulement de lotions d'eau blanche.

Deux ou trois mois après, il s'aperçut qu'il avait sur le corps quelques boutons rouges, pour lesquels il fut consulter à l'hôpital Saint-Louis. On lui conseilla l'usage de la décoction de salsepareille et des pilules de proto-iodure d'hydrargyre. Il fit ce traitement pendant un mois tout en travaillant.

Vers le mois de septembre 1860, il commença à éprouver de violentes douleurs entre les deux épaules; elles revenaient la nuit, l'empêchaient de dormir, et les frictions ne le soulageaient pas. Il entra à l'Hôtel-Dieu, et un vésicatoire suffit pour les faire disparaître. Il put reprendre ses travaux, et, pendant deux mois, il fut tout à fait bien. Mais, en novembre, il ressentit des douleurs de rein, des fourmillements dans les extrémités inférieures, et des soubresauts dans les jambes; ces accidents se manifestèrent surtout la nuit. La marche était plus difficile, il était vacillant et marchait un peu comme un homme ivre. Cet homme ne portait aucune trace de manifestations syphilitiques; tout semblait localisé dans les membres inférieurs et la région lombo-sacrée, qui était douloureuse. — Ventouses scarifiées, sangsues à l'anus, vésicatoires, enfin 2 cautères dans la région sacrée.

Aucune amélioration ne suivit cette médication énergique; les forces diminuaient chaque jour, et, au bout de quelque temps, le malade ne pouvait plus se tenir sur ses jambes.

La sensibilité était affaiblie sur les deux jambes, surtout sur le mollet gauche; elle était complétement perdue aux pieds et aux orteils, le malade ne les sentait pas remuer; quand il mettait le pied par terre, il n'avait pas conscience de la nature du sol qu'il pressait.

Vers les premiers jours de janvier, le malade était paralysé, disait-il, jusqu'à la ceinture, et il sentait que les accidents augmentaient. Les forces diminuaient chaque jour; depuis quatre mois, les facultés viriles étaient abolies chez lui; il perdait constamment ses urines, qui s'échappaient par regorgement et coulaient goutte à goutte; il ne pouvait pas non plus retenir les matières fécales.

M. Moissenet fit cesser le traitement antiphlogistique, et prescrivit: sirop de salsepareille, 250 grammes; iodure de potassium, 8 grammes.

On commença par une cuillerée, et, au bout de quelques jours, le malade en prit quatre.

Au bout de très-peu de jours, le malade accusait une amélioration considérable; il sentait revenir dans ses membres la sensibilité et le mouvement.

En février, il pouvait marcher sans bâton, ramasser une pièce de monnaie par terre; il avait des érections toutes les fois qu'il restait couché sur le dos, mais ses urines coulaient toujours involontairement. Nous constations que la vessie était pleine.

L'appétit était redevenu meilleur, mais il y avait toujours un peu d'incontinence des matières fécales. La sensibilité avait reparu dans les jambes; il y avait encore quelques soubresauts, mais qui n'étaient pas assez forts pour l'empêcher de dormir.

Le malade est toujours en traitement et en voie de guérison complète; le mouvement et la sensibilité sont bien revenus, mais la miction est toujours pénible ; il retient bien à présent les matières fécales.

Il continue à prendre de l'iodure de potassium et des bains sulfureux (1er mars 1861).

CHAPITRE III.

Diagnostic.

Le diagnostic des paralysies syphilitiques est quelquefois fort difficile, et c'est ce qui explique le petit nombre de travaux qui ont été publiés sur ce sujet.

Une paralysie survient chez un individu qui est sous le coup d'une diathèse syphilitique. Cette diathèse est-elle cause de la paralysie ? ou bien les deux affections sont-elles pour ainsi dire juxtaposées? Si la vérole est cause de la paralysie, elle peut être cause essentielle ou simplement déterminante. Il ne faut pas se méprendre sur le role que la syphilis peut jouer dans les maladies viscérales, et accepter, avec M. Yvaren, sous le nom de *métamorphoses,* des appréciations cliniques quelquefois très-hasardées. On a ainsi mentionné la phthisie syphilitique ; on aurait pu indiquer de même la phthisie blennorrhagique, car c'est de la même manière que la syphilis constitutionnelle et la blennorrhagie peuvent être causes de phthisie, en épuisant le malade et en faisant germer un principe morbide qui fût peut-être resté latent. Il en est de même pour le système nerveux. Cependant, d'après mes observations et celles que j'ai citées, j'ai la certitude que le virus syphilitique peut être cause essentielle d'un certain nombre de paralysies. Cette certitude, je la trouve dans la manière dont se produisent les accidents.

Un individu, porteur de tous les stigmates de la syphilis, commence à éprouver des douleurs de rein en ceinture ; ces douleurs reviennent et s'exaspèrent la nuit; il éprouve des soubresauts dans les jambes, et bientôt se manifestent des symptômes de paralysie.

Adèle M..... entre à l'hôpital Lariboisière avec une éruption papuleuse bien caractéristique : ses cheveux tombent, elle a des ganglions plein le cou ; elle a une céphalée nocturne très-intense; ses forces et ses facultés s'affaiblissent, et on la trouve un matin hémiplégique. Je n'ai pas douté un seul instant que, dans ce cas comme dans le précédent, la diathèse syphilitique ne fût cause de ces paralysies; mais la certitude cesse lorsque les symptômes de paralysie arrivent à une époque tardive de la maladie, lorsqu'il n'y a plus sur la peau de manifestations qui puissent mettre sur la voie. Les malades ont quelquefois oublié les accidents primitifs, d'autres fois ils cherchent à les cacher. Pour arriver au diagnostic, il faudra alors étudier la manière dont s'est produite la paralysie, et rechercher s'il est possible d'en rattacher la cause à une affection autre que la syphilis. Ce diagnostic négatif laisse pendant quelque temps le médecin dans une incertitude pénible; mais alors le traitement viendra confirmer ou détruire ses soupçons. Il est peu de maladies dans lesquelles il faille faire autant de cas du diagnostic thérapeutique que dans la syphilis, parce que, contre les manifestations, le mercure et l'iodure de potassium sont des médicaments réellement spécifiques. Voyons maintenant quelles sont les affections qui, en causant les mêmes désordres que la syphilis, peuvent rendre le diagnostic douteux.

Une des causes les plus fréquentes des paralysies est certainement l'influence du froid humide : son action peut se manifester d'une manière brusque ou lente. Dans le premier cas, on a surtout des paralysies partielles, telles que la paralysie faciale, celle du moteur oculaire commun ou du moteur oculaire externe. Quand son action se fait sentir d'une manière lente, ce sont les paraplégies qui sont les plus fréquentes. La manière dont ont débuté les accidents, les antécédents du malade, le milieu dans lequel il a vécu, pourront déterminer la nature de l'affection; cependant le diagnostic sera souvent fort douteux et quelquefois impossible. M. le Dr Masson m'a remis une note sur un malade qu'il traita, en 1855, avec M. le Dr Moissenet pour une hémiplégie syphilitique. Il était guéri, lorsqu'il prit froid dans un chemin de fer en allant aux environs de Paris, et eut à la suite une paralysie faciale. On pouvait croire que cette dernière affection était de même nature que les premiers accidents du système nerveux guéris par le proto-iodure d'hydrargyre et l'iodure de potassium. Cependant, avant de commencer une médication spécifique et altérante, M. Masson pensa que l'affection pouvait être simplement rhumatismale, et le succès vint lui prouver bientôt qu'il avait eu raison. Pendant mon internat à l'hôpital Cochin, dans le service de M. de Saint-Laurent, j'avais, au n° 21 de notre salle des hommes, un malade qui était paraplégique depuis plusieurs mois. Il avait eu la vérole, portait des macules sur le corps, avait un engorgement douloureux de la colonne dorsale avec tuméfaction dans un point très-limité. La chaleur du lit augmentait ses douleurs et provoquait des soubresauts. Je pensai qu'il était sous l'influence de la diathèse syphilitique, et pendant quelque temps, malgré leur insuccès, je demandai à M. de Saint-Laurent de ne pas s'adresser à d'autres médicaments que les antisyphilitiques, tant j'étais convaincu qu'ils devaient guérir mon malade. La nature vint alors me prévenir de mon erreur. Une poussée rhumatismale vers toutes les articulations, et qui se manifesta même sur la symphyse pubienne, vint me montrer quelle était la cause de la périplégie. Un traitement approprié guérit le malade en quelques mois.

Les excès de boisson, de tabac, de coït, et, parmi ces derniers, l'accomplissement de cet acte dans certaines positions anormales, ont été signalés comme causes de paralysie. La misère, le malheur, tout ce qui vient épuiser l'organisme, peut causer aussi ces mêmes affections. Le diagnostic alors pourra être d'autant plus difficile que la constitution du malade paraîtra profondément altérée. Les commémoratifs seront alors d'un puissant secours. Dans tous les cas, l'indication thérapeutique sera la même ; avant de songer aux préparations de mercure et de potassium, il faudra, par les toniques et les reconstituants, relever les forces du malade.

Un médecin est-il appelé auprès d'un hémiplégique, la pensée d'une attaque d'apoplexie sera la première qui se présentera ; cependant si le malade est jeune, c'est-à-dire s'il a moins de 40 ans, s'il est pâle et si sa constitution paraît minée depuis longtemps et ne présente aucun des attributs du tempérament sanguin, il abandonnera bien vite l'idée d'une hémorrhagie cérébrale, et, à l'aide des phénomènes précurseurs, il pourra arriver, dans un assez grand nombre de cas, à une appréciation vraie de la cause de l'hémiplégie.

Les paralysies saturnines, et celles qui viennent à la suite des maladies aiguës, ont des caractères qui leur sont propres, un mode d'invasion qui leur est particulier, et qui les distingue tellement des paralysies syphilitiques que je me borne à les mentionner.

Dans la seconde partie de mon travail, à propos de chaque forme de paralysie, je tâcherai par quelques mots d'indiquer l'étiologie particulière et les indications pronostiques que chacune peut présenter, et je me réserve de m'occuper à la fin seulement du traitement, qui est le même pour toutes les variétés.

SECONDE PARTIE.

CHAPITRE IER.

De la paralysie générale syphilitique.

Je n'ai pas eu l'occasion d'observer des paralysies générales syphilitiques, mais j'en trouve huit observations dans les auteurs, et c'est l'analyse de ces faits que je vais donner ici.

M. Joseph Rauch, de Graetz (1), rapporte que le nommé A..... fut envoyé, en 1833, aux eaux sulfureuses de Crépina, pour de prétendues douleurs rhumatismales. Ces eaux provoquèrent, dès les premiers bains, des éruptions sur les muqueuses nasales et pharyngées, dont la nature syphilitique n'était pas douteuse. Cinq ans plus tard, appelé près de ce même malade, il le trouva dans son lit couché sur le dos, sans connaissance, les yeux à demi fermés, sans aucune manifestation sensorielle, indifférent à tout ce qui se passait autour de lui; les yeux étaient proéminents et fixes; le visage rouge, et les muscles déviés; la mâchoire inférieure pendante, la respiration lente, un peu ronflante; le pouls large, lent et plein, les extrémités étaient sans mouvement, et restaient dans toutes les situations dans lesquelles on les plaçait. L'urine devait être évacuée au moyen de la sonde, et les excréments par les lavements; ces évacuations avaient lieu sans que le malade en eût connaissance; si on lui ingérait un

(1) Lagneau fils, *loc. cit.*

liquide, il restait très-longtemps sans avaler, ce qui avait lieu, lorsque pénétrant dans la trachée il provoquait la toux. Si on plaçait le malade sur l'un ou l'autre côté, il s'agitait et essayait souvent de se replacer sur le dos. Cet état durait alors depuis trois semaines. Les manifestations morbides s'étaient montrées progressivement depuis six mois. Le malade s'était d'abord plaint d'une céphalalgie continue; il était devenu oublieux, paresseux, inattentif de son commerce, niais; il tomba en enfance, et enfin dans l'idiotie la plus complète. Alors les sens externes commencèrent à être affectés; d'abord l'ouïe, puis la vue, jusqu'à ce qu'enfin ils fussent tous abolis. Cet état paralytique gagna les extrémités inférieures, la vessie, le rectum, et enfin les extrémités supérieures; le malade tomba bientôt après dans le coma, état dans lequel il était depuis trois semaines, quand M. Rauch fut appelé auprès de lui. Les frictions mercurielles, puis l'iodure de potassium, firent disparaître tous les désordres, et le malade se rétablit parfaitement. Un bonnet, dit M. Rauch, qui au commencement du traitement s'ajustait exactement sur la tête, se trouva, après la guérison, trop large de tout 1 pouce; la tête avait donc augmenté de volume pendant la maladie.

M. J..... fut traité par M. Read, de Dublin (1). Il ne pouvait se soutenir sur les pieds; l'articulation des mots était très-imparfaite, l'arrangement des idées très-défectueux, ainsi que la mémoire; la vision des deux côtés considérablement altérée. Ce malade avait été traité quelques années auparavant pour une syphilis secondaire consistant en ulcères rebelles de la face et des membres. Peu après se déclara l'amaurose, puis les symptômes de paralysie, lesquels allèrent en augmentant rapidement jusqu'à produire cet état de paralysie générale. — Frictions mercurielles sur le cuir chevelu rasé, et

(1) Traduction de M. Diday (*Gazette médicale de Paris*, 1852).

sur lequel on avait préalablement appliqué un vésicataire. Au bout de trois semaines la guérison était complète.

M. R. M....., âgé de 32 ans, était atteint de paralysie. Les symptômes avaient commencé environ trois ans auparavant par une faiblesse des extrémités supérieures droites, qui était venue d'une manière tellement graduelle qu'il n'était pas possible d'indiquer l'époque précice du début. Peu de temps après l'extrémité inférieure droite s'affecta de la même manière. Dans l'espace d'un mois à peu près, le malade observa que la vue s'affaiblissait du côté gauche, et à la fin du second mois, l'extrémité inférieure gauche se trouva prise à son tour; ces symptômes se sont accrus graduellement. M. R. M..... ne pouvait lever la main droite jusqu'à la tête, ni tenir un objet léger au delà de quelques secondes. L'intensité de la paralysie était beaucoup plus prononcée dans l'extrémité inférieure droite que dans la gauche; il était obligé de s'appuyer de la main sur une table pour faire quelques pas dans sa chambre. La sensibilité était fort affaiblie dans toutes les parties affectées de paralysie. La faculté visuelle de l'œil gauche était amoindrie, le malade le fermait quand il regardait quelque chose, parce que lorsque cet œil restait ouvert les objets paraissaient doubles. Depuis trois ans il était affecté de syphilis, et avait été traité plusieurs fois pour des accidents secondaires; sous l'influence de l'iodure de potassium, la santé se rétablit en quelques mois. (M. le Dr Hugh Thompson, de Glascow) (1). M. Lucas-Championnière (2) rapporte qu'une lingère de 24 ans, qui fut traitée et guérie par Sandras, était atteinte d'hémiplégie; plus tard elle eut une paralysie générale avec idiotie. Le proto-iodure de mercure, puis l'iodure de potassium et l'acide arsénieux, amenèrent la guérison.

---

(1) *Journal des connaissances médicales* de M. Caffe, 20 octobre 1857.

(2) *Journal de médecine et de chirurgie pratiques*, 1851, p. 338.

Le malade de Delpech, que j'ai déjà cité plusieurs fois, perdit la vue entièrement. Alors la surdité depuis un an était devenue beaucoup moindre, et l'ouïe était le seul moyen par lequel on pût communiquer avec le malade. Bientôt les bras s'engourdirent et furent successivement paralysés; des phénomènes semblables se manifestèrent aux membres inférieurs; par intervalles, quelques convulsions légères dans les bras, et quelques mouvements tétaniques durèrent une vingtaine de jours, après quoi le malade fut réduit à un état automatique sans mouvement et sans intelligence, privé de tous les sens.

Je trouve encore une observation qui est digne d'être mentionnée à cause de la succession des symptômes. Un jeune marchand de vin, dit Cirillo (1), dans son *Traité des maladies vénériennes*, commença à éprouver une faiblesse générale, et une grande difficulté dans les mouvements musculaires par suite d'une syphilis confirmée. Il se manifesta peu à peu une paralysie de tout le corps, si complète que les extrémités supérieures et inférieures en étaient percluses. Le malade n'était pas seulement contraint de se tenir continuellement sur le dos tant il était faible; mais la mâchoire était tellement relâchée, qu'il fallait la lui soutenir quand il voulait mastiquer et avaler. Il fut guéri par des frictions au sublimé.

Ces quelques extraits que je viens de reproduire en disent plus que l'énumération la plus complète des symptômes; je me bornerai à signaler le début des paralysies générales. Tantôt ce sont l'intelligence et les sens qui semblent frappés les premiers; tantôt l'affaiblissement commence par le système musculaire. Tous les auteurs qui rapportent ces faits n'ont pas hésité à mettre sur le compte de la syphilis les désordres si graves dont ils étaient témoins. Plusieurs ont pensé que les accidents étaient dus à une exostose crânienne,

---

(1) Lagneau fils, *loc. cit.*

M. Rauch a signalé l'augmentation de la tête par le développement uniforme et excentrique des os du crâne. Il est difficile d'apprécier les lésions qui peuvent faire naître des paralysies aussi multiples, mais on est tenté d'admettre, en voyant le coma dans lequel quelques malades sont tombés, une compression de l'encéphale.

Le diagnostic de la paralysie générale syphilitique doit être souvent fort difficile, aussi on devra toujours tenir grand compte de l'âge du malade. Les accidents tels que ceux que j'ai signalés, survenant chez des jeunes gens ou des hommes de moins de 40 ans, devront toujours faire penser à une affection syphilitique ancienne. Il suffit de se rappeler les symptômes pour comprendre toute la gravité du pronostic. Je pense que la mort doit être souvent la terminaison des paralysies générales, qui, comme on vient de le voir, peuvent mettre les malades si près du tombeau.

CHAPITRE II.

Hémiplégie.

L'hémiplégie est une des formes les plus fréquentes des paralysies syphilitiques ; pour s'en convaincre, il suffit de parcourir la liste des observations que j'ai placée au commencement de mon travail. On y trouvera 26 hémiplégies ; j'en publie moi-même 7 nouveaux cas. Sur 120 observations, j'en ai donc 33 d'hémiplégie. Je rapporte ces chiffres sans vouloir établir de proportion statistique, mais seulement pour montrer combien est fréquente cette forme de la maladie.

L'hémiplégie syphilitique se manifeste souvent d'une manière brusque, comme une attaque d'apoplexie. Les malades perdent rarement connaissance ; ils disent qu'ils ont éprouvé un éblouissement qui les a fait tomber, et n'ont bien conscience de leur paralysie que lorsqu'ils font des efforts pour se relever sans pouvoir y parvenir. Quelquefois ils sont frappés dans leur lit, et s'en aperçoivent seulement à leur réveil. Les malades qui sont l'objet des observations 3, 4, 8 et 9, furent subitement frappés de paralysie. Chez le malade de l'observation 5, le début n'eut pas la forme apoplectique; mais la paralysie resta incomplète. Quand les muscles sont entièrement paralysés, on constate en général qu'ils sont insensibles aux excitations électriques, souvent ils sont simplement atteints d'engourdissement, la préhension est alors difficile, et les membres sont agités par un tremblement continuel. Quelquefois la paralysie n'est que passagère, ou du moins de courte durée. M. Yvaren rapporte l'observation d'un homme qui se plaignait de douleurs avec perte, par intervalle, de la sensibilité et du mouvement dans les membres du côté droit. Il avait aussi des attaques qui revenaient régulièrement et durant lesquelles il perdait l'ouïe et la vue. Ces accidents disparurent sous l'influence d'un traitement antisyphilitique. Je rapporte le fait tel qu'il est publié, sans oser affirmer que les accidents n'étaient pas ceux de l'épilepsie causée par la diathèse syphilitique. Adèle M....., observation 9, avait des accès de contracture très-douloureuse des muscles du côté paralysé, contracture qui alternait avec un relâchement complet.

L'hémiplégie peut exister indifféremment du côté droit et du côté gauche. Le plus souvent le côté correspondant de la face est frappé de paralysie. Cependant MM. Foville et Siredey ont publié dans la *Gazette hebdomadaire* (1) une observation dans laquelle il est dit que la malade était affectée d'une paralysie faciale gauche, et d'une hémiplégie du côté droit. Il y avait donc là une paralysie alterne.

L'atrophie des muscles accompagne ordinairement leur paralysie. Dans l'observation précédente, il est dit que le membre supérieur

(1) Mars 1859.

était atrophié. Ma malade de l'observation 9 eut aussi un amaigrissement du côté paralysé beaucoup plus considérable que du côté sain. Mais l'observation la plus remarquable est celle de M. Rodet (1). Un malade était porteur d'un chancre de date récente, sans manifestations constitutionnelles, quand il se plaignit de crampes dans la main droite, éprouva de la difficulté pour écrire, et vit rapidement diminuer tous les muscles de l'extrémité, principalement ceux des éminences thénar et hypothénar. Bientôt dans le membre inférieur, dans le mollet surtout, l'atrophie fit des progrès si considérables que le malade perdit en peu de temps 15 kilogrammes de son poids. Tous les membres atrophiés étaient le siége de contractions fébrillaires continuelles. Des plaques muqueuses apparurent sur le voile du palais et vinrent témoigner de la nature de la maladie. Un traitement mercuriel fut institué sans succès, mais l'iodure de potassium amena une guérison rapide. Pour M. Rodet, l'altération des muscles tenait à une lésion primitive des racines rachidiennes antérieures.

Les altérations syphilitiques qui provoquent l'hémiplégie sont difficiles à apprécier, je crois qu'elles peuvent être très-variées. Tantôt elles ont pour siége le rachis, la moelle ou les nerfs qui en émargent, tantôt, et je crois le plus souvent, la cause de la paralysie se trouve dans l'encéphale ou les enveloppes. J'ai signalé déjà les altérations qui peuvent amener ces désordres du côté de la motilité, je n'y reviendrai pas; mais je dois mentionner les tumeurs du rocher et celles qui se développent dans son voisinage comme cause très-fréquente d'hémiplégie. M. Landry en a publié une observation qu'il est intéressant de mentionner ici. Le malade qui en fait l'objet entra dans le service de M. Sandras avec une hémiplégie du mouvement et du sentiment du côté gauche; le même côté de la face était aussi

---

(1) *Gazette médicale de Lyon*, 15 avril 1859.

(2) *Gazette hebdomadaire*, 15 mars 1859.

paralysé, mais il y avait en outre une paralysie du muscle droit externe du côté droit. C'était donc aussi là une forme de paralysie alterne. On supposa qu'il y avait une hypertrophie du rocher, et l'autopsie vint confirmer le diagnostic. Le rocher fut trouvé effectivement augmenté de volume. La lésion cérébrale portait sur le côté droit de la protubérance, et était exactement bornée au côté droit de cet organe. C'était un ramollissement blanc, ou plutôt une véritable liquéfaction blanche de la substance nerveuse.

Les éléments de diagnostic que j'ai indiqués dans la première partie de mon travail permettent de reconnaître l'hémiplégie syphilitique des autres variétés de cette forme de paralysie. Les douleurs qui dans un grand nombre de cas précèdent l'apparition des désordres nerveux ont un caractère nocturne et une intensité toute particulière qui les feront reconnaître. Les deux observations suivantes en offrent deux exemples remarquables.

OBSERVATION VIII.

Chancre induré ; cinq mois après, céphalalgie ; amblyopie , hémiplégie ; amélioration rapide sous l'influence d'un traitement antisyphilitique ; nouveaux accidents ; iritis, papules muqueuses, douleurs. Guérison.

(Observation due à l'obligeance de M. le Dr Fournier.)

Un jeune homme, d'une forte constitution et d'une bonne santé habituelle, contracte un chancre induré en août 1857. Ce chancre fut traité, dès le début, par un pharmacien à l'aide de quelques pilules, probablement mercurielles. Le malade ne vint me trouver qu'un mois environ après le début de la contagion. Je constatai à cette époque un chancre induré type, avec son adénopathie spécifique, à ganglions multiples durs et indolents. Un traitement mercuriel fut prescrit, mais très-irrégulièrement observé.

Cinq mois après, je vis le malade pour la seconde fois. Il me raconta qu'il avait souffert, dans ces dernières semaines, de très-violentes douleurs de tête, douleurs spécialement nocturnes ; qu'il avait éprouvé, surtout autour de l'orbite et dans les yeux, des souffrances intolérables ; l'œil droit, dont il se sert de préférence pour graver à la loupe, s'était insensiblement affaibli, et sa vue, de ce côté, était fort compromise. M. Desmarres, consulté par le malade, avait reconnu une hyperémie considérable de la rétine et de la papille du nerf optique. En raison des antécédents, il avait prescrit un traitement mercuriel.

Ce jeune homme n'avait pas présenté d'éruption sur le corps, mais il avait souffert de la gorge pendant quelque temps ; les glandes cervicales postérieures étaient prises; un peu d'alopécie. Je conseillai au malade de reprendre le traitement mercuriel.

Trois jours après notre entrevue, 24 décembre, il se réveilla un matin hémiplégique; l'hémiplégie n'était pas complète, les mouvements étaient seulement affaiblis. Je le vis ce jour même, et voici ce que je constatai : hémiplégie faciale très-accusée (impossibilité de fermer l'œil, bouche déviée, immobilité de la moitié droite de la face, etc.); mouvements du bras droit très-affaiblis, impossibilité de le relever, il est pendant le long du corps ; le malade tient un crayon, mais il n'a pas la faculté de le diriger. Même affaiblissement, mais à un degré moindre, de la myotilité dans le membre abdominal du même côté ; le membre peut exécuter quelques mouvements de flexion et de rotation, mais il ne peut soutenir le corps. Le malade ne peut se tenir debout qu'en s'appuyant sur une canne et sur le membre opposé; apyrexie complète, pouls normal, appétit excellent; la sensibilité est intacte. Chose remarquable, la vue s'est subitement améliorée, l'œil droit, qui hier ne distinguait pas un objet, aujourd'hui peut lire distinctement; céphalalgie intense. — 25 sangsues à l'anus ; le lendemain, 30 grammes d'huile de ricin ; le surlendemain 27, on commence le traitement spécifique (proto-iodure d'hydrargyre, 10 centigrammes, et iodure de potassium, 1 gramme).

Le 30. L'état est à peu près le même; douleurs de tête toujours exaspérées la nuit, douleurs rhumatoïdes dans les membres. — Même traitement; la dose d'iodure de potassium est portée à 2 grammes.

5 janvier. Un peu de mieux ; au dire du malade, le membre inférieur serait plus fort. — 3 grammes d'iodure.

Le 8. Amélioration évidente; le malade serre mieux les objets avec la main; la paralysie faciale est moindre.

Le 15. Les mouvements reviennent notablement dans le membre supérieur; le bras peut être levé, les doigts saisissent plus adroitement les objets; amélioration semblable pour le membre abdominal, moins sensible à la face. — 15 centigrammes de proto-iodure ; 4 grammes d'iodure de potassium.

Du 15 au 30, le mieux fut progressif, le bras reprit les mouvements, la marche devint facile, quoiqu'il restât toujours un peu d'incertitude dans le mouvement de projection en avant du membre.

A la fin du mois, la paralysie faciale avait presque entièrement disparu, la bouche était encore un peu déviée, l'œil pouvait se fermer librement. — Même traitement.

En février, disparition complète de ces accidents. Le traitement ne fut plus alors suivi qu'avec beaucoup d'irrégularité. De nouveaux accidents syphilitiques se manifestèrent : iritis, papules muqueuses, céphalée violente, douleurs rhumatoïdes. Ces accidents cédèrent à la reprise du traitement.

Aucune autre manifestation diathésique ne s'est produite jusqu'à ce jour, 30 août 1860.

OBSERVATION IX.

Accidents primitifs, accidents consécutifs neuf mois après; roséole, éruptions papuleuses, céphalée; délire, coma, hémiplégie, tumeurs gommeuses. Guérison. — Service de M. Moissenet, hôpital Lariboisière.

Adèle M....., âgée de 22 ans, demoiselle de magasin, jouissait d'une santé excellente lorsque, il y a quatorze mois, elle contracta aux parties génitales des boutons qui furent très-probablement des chancres indurés. Pendant neuf mois elle n'en prit aucun soin; mais une éruption papuleuse étant survenue aux parties génitales, elle fut consulter un médecin qui lui prescrivit des pilules. Sa santé ne s'améliorant pas, elle entra à l'hôpital Lariboisière, salle Sainte-Claire, n° 30 (service de M. Moissenet), le 15 janvier 1860.

Cette fille, d'un tempérament lymphatique, d'une pâleur et d'une maigreur assez grandes, nous dit qu'elle avait perdu depuis quelque semaines tout son embonpoint. Elle portait alors l'empreinte d'une syphilis constitutionnelle des plus graves. Quelques semaines avant d'entrer à l'hôpital, elle avait eu une roséole qui avait disparu au bout de quelques jours, et à laquelle avait succédé une angine qui durait encore. Sa voix était altérée; de chaque côté du cou on sentait de nombreux ganglions; ses cheveux, rares par places, tombaient et se cassaient très-facilement. Elle éprouvait des douleurs qui provoquaient presque chaque jour des vomissements; elle se plaignait aussi d'une céphalalgie insupportable qui augmentait chaque soir et la privait de sommeil. Ces douleurs de tête s'irradiaient dans les tempes, les oreilles, les apophyses mastoïdes, et jusqu'aux articulations temporo-maxillaires dont les mouvements étaient pénibles. Cette fille répondait à nos questions d'une voix lente et éteinte, comme si la force lui manquait pour articuler les sons. Elle était d'une tristesse très-grande, sans qu'elle voulût ou pût en dire la cause. La langue était pâle comme les gencives, mais nette; la respiration était naturelle; le cœur battait faiblement, mais d'une manière normale. La malade fut soumise au traitement mixte par le mercure et l'iodure de potassium. Elle prit, pour commencer, une pilule de proto-iodure d'hydrargyre et une cuillerée à bouche de la solution suivante :

Eau distillée...............	250	à peu près 0 gr. 60 d'iodure.
Iodure de potassium........	8	

25 février. Après neuf jours de traitement, il n'y avait encore aucune amélioration; les gencives étaient saignantes et tuméfiées, sans cependant qu'il y eût une salivation très-abondante et sans que la bouche eût aussi l'odeur fétide caractéristique. Le traitement fut suspendu, et la malade prit une bouteille d'eau de Sedlitz.

Le 26. L'examen au spéculum nous fit reconnaître une vaginite des plus ardentes; le vagin était plein de pus, le col de l'utérus était rouge, la muqueuse tuméfiée et granulée. — Cautérisation au nitrate d'argent; grand bain; injections alunées trois fois par jour.

Le 29. La bouche était en bon état, mais les douleurs de tête étaient au moins aussi fortes. — 2 mouches de Milan sur les articulations temporo-maxillaires; 2 cuillerées de la solution d'iodure de potassium.

Le 2 mars nous n'avions pas encore obtenu d'amélioration. La malade prit pendant quatre jours, sans succès, une pilule de Méglin et 4 cuillerées de la solution d'iodure de potassium.

Le 6 nous trouvâmes la malade paralysée du côté droit, l'hémiplégie qui était survenue la veille dans la journée, n'avait frappé que les membres du côté droit; la langue et les traits du visage n'étaient pas déviés, la sensibilité était conservée. Les membres présentaient des alternatives de contracture et de résolution qui s'accompagnaient de douleurs excessives. La malade ne parlait plus de sa tête; la céphalalgie avait fait place aux douleurs des membres; celles-ci avaient conservé les mêmes caractères, elles redoublaient la nuit de fréquence et d'intensité.

L'état général de notre malade s'était encore altéré; elle était très-absorbée et répondait à peine et d'une voix éteinte aux questions qu'on lui adressait. Ses traits étaient très-abattus; le côté gauche du visage était rouge, bien que la malade ne fût pas couchée de ce côté, tandis que le droit était d'une pâleur extrême. Elle poussait toutes les dix minutes des cris qui témoignaient de la violence de ses douleurs. M. Moissenet prescrivit 2 cuillerées de solution d'iodure de potassium;

2 pilules de proto-iodure d'hydrargyre; des frictions sur les mâchoires et derrière les oreilles, avec la pommade suivante :

Axonge...........	30 gr.
Iode..............	0,50
Iodure de potassium.	4 gr.

Le 9, même état. — Frictions sur les membres avec cette pommade; 4 cuillerées de la solution.

Le 40. L'abattement était un peu moins grand, mais les douleurs étaient les mêmes et ne laissaient pas une minute de repos. Depuis que les accidents de paralysie avaient paru, la malade n'avait pas pu dormir un seul instant. Au milieu de ces désordres, le peau était fraîche et le pouls restait lent. — 3 pilules de proto-iodure.

Le 11. Les douleurs, loin de céder, semblaient encore avoir augmenté; elles revenaient toutes les huit ou dix minutes et arrachaient des cris perçants. Quand elles se faisaient sentir, la physionomie de la malade devenait anxieuse; d'une main elle serrait les barreaux de son lit pour s'immobiliser, tandis que le côté droit était agité par des convulsions cloniques. La pâleur de son visage était très-grande, l'amaigrissement extrême. Elle ne parlait que des lèvres, et nous ne pouvions l'entendre. Elle mangeait peu, mais digérait bien; elle n'avait pas de diarrhée, malgré la dose de mercure très-élevée qu'elle prenait chaque jour.—Frictions avec onguent napolitain sur la face interne des bras et sous les mâchoires.

Dans la journée, les accès de contracture et de douleurs furent moins fréquents, mais chaque fois ils furent d'une plus longue durée. L'état général était le même; la langue était un peu blanche, mais les gencives n'étaient point tuméfiées. La malade prit 4 pilules de proto-iodure.

Le 12 et le 13. Nous ne pûmes pas constater une sensible amélioration. Les gencives n'étaient pas tuméfiées, cependant la malade crachait un peu; elle était dans le même abattement, et laissait aller sous elle les urines et les matières fécales.

Le 14. Elle nous demande un bain pour reposer un peu ses membres rompus par les convulsions. Elle en fut très-soulagée, et put rester deux heures sans souffrir. Les douleurs recommencèrent ensuite comme la veille. La solution d'iodure de potassium fut remplacée par une pilule d'extrait de belladone et d'extrait d'opium, de chaque 0,02 centigr.; les bains furent continués chaque jour.

Déjà, le 16 mars, la malade accusait une grande amélioration; elle disait souffrir peu, relativement aux jours précédents. Elle trouvait quelques moments de sommeil. Durant les nuits du 21 et du 22, elle souffrit cependant énormément.

Le 24. L'état de ses gencives ne permettait plus de continuer le traitement mercuriel. L'haleine était fétide; la muqueuse buccale, couverte en grande partie d'un enduit blanchâtre, était tuméfiée au-dessous. Le mieux était toujours considérable. La malade, plus éveillée, répondait assez nettement; mais elle continuait à aller sous elle. Le traitement mercuriel fut remplacé par 3 pilules d'acétate de morphine, de 1 seizième de grain chacune, un gargarisme et un collutoire au chlorate de potasse.

Les pilules produisirent un calme inespéré. Les 25, 26 et 27, les douleurs ne se manifestèrent pas. La malade put dormir et se trouva chaque jour de mieux en mieux. L'enduit muqueux des gencives disparut, la langue seule conservait, le 27, encore son enduit blanchâtre; les selles, qui étaient diarrhéiques, redevinrent normales. L'infirmière nous dit que la malade avait aux jambes, depuis deux jours, des boutons. Nous constatâmes en effet aux deux jambes, au niveau de la partie moyenne du mollet, une éruption de pustules réunies par groupes, comme des vésicules d'herpès, et laissant échapper un pus ichoreux très-fétide. Bientôt leur base se ramollit, et il se forma sous la peau de véritables abcès qui se vidèrent par des trajets fistuleux, en répandant une odeur très-fétide. Ces plaies furent lavées avec du vin aromatique et couvertes de cataplasmes de fécule. Cependant la santé de la malade s'améliorait tous les jours; les crises douloureuses ne revenaient pas, la physionomie était bien meilleure, l'appétit augmentait chaque jour, la bouche était tout à fait guérie le 29 mars.

1er avril. Elles eut encore deux crises de contractures douloureuses fort légères, mais l'amélioration de notre malade n'en continua pas moins. Nous constatâmes en effet que le mouvement revenait un peu dans le bras droit, qu'elle pouvait serrer un peu les objets qu'on lui mettait dans cette main; sa physionomie exprimait le bonheur de renaître à la vie. Tout allait de mieux en mieux; les mollets, percés chacun de sept ou huit ouvertures, donnaient un pus moins fétide et de meilleure nature. La bouche étant tout à fait guérie, la malade put reprendre 2 cuillerées de la solution d'iodure de potassium. On continua l'usage des pilules de morphine, et l'on fit sur les jambes des frictions avec la pommade iodée-iodurée.

Le 9. Les mouvements reparurent dans la jambe droite, le bras droit allait beaucoup mieux; la malade pouvait saisir et tenir un objet dans la main. Elle se plaignait toujours de quelques douleurs dans le bras, que soulageaient les bains qu'elle prenait tous les trois jours.

Le 14. Les plaies des jambes étaient presque cicatrisées. La malade se trouvait bien et demanda à essayer ses jambes : elle put se soutenir quelques minutes, et on lui fit faire quelques pas. — 4 cuillerées de solution d'iodure de potassium.

Le 25, elle mangeait avec appétit. — Eau vineuse; julep; extrait de quinquina, 4 grammes.

Le 28. Les plaies étaient cicatrisées, il ne restait plus qu'une dizaine de petites plaques rouges formées par des croûtes enchâssées dans le derme, et entourées d'un cercle rouge cuivreux. Le julep avec extrait de quinquina fut supprimé. La malade mangeait volontiers 2 portions, et prenait 6 cuillerées de solution d'iodure de potassium. Ce médicament était parfaitement supporté.

A partir de ce jour, sa santé s'améliora rapidement. Elle put bientôt se lever, marcher toute seule dans la salle et s'occuper un peu pendant la journée. Ses règles, qui avaient cessé depuis plusieurs mois, revinrent; elle reprit de l'embonpoint et des couleurs.

Vers la fin de juin, nous avions quelques varioles dans notre salle Sainte-Claire; Adèle M..... eut une varioloïde qui ne dura que trois ou quatre jours. Durant sa maladie, nous n'avions pu traiter la vaginite autrement que par des injections; nous constatâmes, à cette époque, que le vagin était rouge, contenait du pus séreux; que la muqueuse du col était rouge et granuleuse. Elle fut cautérisée deux fois.

Le 27 juin, Adèle M..... quitta l'hôpital parfaitement guérie; elle était assez grasse, colorée, et il ne restait plus traces de paralysie.

Le pronostic peut être très-grave; car, dans un certain nombre de cas, la mort est la terminaison fatale. La santé d'Adèle M..... (obs. 9) fut tellement ébranlée pendant quelques jours que j'avais désespéré de la voir se rétablir; mais heureusement il n'en est pas toujours ainsi, et lorsque l'hémiplégie n'est pas complète et que les symptômes ne se présentent pas avec cette gravité, on peut affirmer la guérison, et même une guérison prochaine. Je puis même dire que la gravité de l'hémiplégie est beaucoup moindre lorsqu'elle survient sous l'influence de la diathèse syphilitique que lorsqu'elle est causée par une hémorrhagie cérébrale.

CHAPITRE III.

Paraplégie.

Les paraplégies syphilitiques ne sont pas rares ; mais leur marche lente et progressive, les ressemblances qu'elles présentent avec celles qui surviennent sous l'influence d'une autre cause que la syphilis, ont dû souvent les faire méconnaître. J'en ai trouvé quatorze observations dans les différents recueils, et j'en publie moi-même quatre nouvelles. Parmi celles-ci, l'observation 7 est particulièrement intéressante au point de vue du diagnostic. Les symptômes étaient ceux de la méningo-myélite chronique, et un traitement dirigé d'après cette pensée n'eut que des résultats fâcheux ; un traitement antisyphilitique amena alors une amélioration rapide.

Il est rare que la paraplégie débute comme l'hémiplégie et quelques autres formes de paralysie syphilitique, d'une manière brusque, et puisse simuler une hémorrhagie médullaire ; les malades éprouvent ordinairement quelques douleurs dans le dos, sur le thorax ou dans la région lombo-abdominale.

Le nommé A..... (obs. 7) eut des douleurs entre les épaules et sur le thorax, qui furent regardées comme rhumatismales, et cédèrent à l'application de vésicatoires, bien qu'il fût très-probable qu'elles étaient dues à la même cause que celles qui apparurent plus tard.

Lorsque la portion lombaire de la moelle est atteinte, comme cela est fréquent, les malades ont des douleurs en ceinture qui, partant des reins, s'irradient sur le ventre ; ils ne tardent pas à avoir quelque peine à uriner, et remarquent eux-mêmes qu'ils vont à la selle d'une manière moins régulière ; ils éprouvent une lassitude générale qui les oblige à changer complétement leur vie, quelques-uns, très-ardents, sont frappés d'impuissance, et se plaignent d'une frigidité absolue. Mes malades des observations 10 et 11 n'avaient plus d'érections, l'un depuis trois ans, l'autre depuis deux ans; elles reparurent bientôt sous l'influence du traitement.

Quelquefois la paraplégie débute par un engourdissement, des fourmillements, et la sensation du froid aux extrémités inférieures; d'autres fois les malades éprouvent des douleurs qui se manifestent par élancements sur les trajets nerveux; tantôt elles sont continues, et s'accompagnent de crampes dans la cuisse et dans le mollet; d'autres fois les élancements provoquent des soubresauts très-pénibles dans les jambes; les malades ne tardent pas alors à traîner leurs jambes; la pointe du pied, relevée d'une manière insuffisante, accroche souvent les objets qui sont à terre; la sensation de la nature du sol sur lequel le pied porte disparaît bientôt, les malades disent qu'il leur semble qu'ils marchent sur du coton, sur du velour, de la neige; ils gardent difficilement leur équilibre sans s'appuyer sur quelque chose; enfin ils cessent de pouvoir se soutenir; ils ont alors une incontinence complète d'urine et des matières fécales.

Tel est à peu près le tableau des symptômes de la paraplégie dans l'ordre suivant lequel il se manifeste; j'ajoute, pour leur donner leur caractère spécifique, qu'il y a souvent, la nuit, une exacerbation bien marquée de la douleur et des spasmes musculaires.

J'ai dit que le début lent et progressif était la règle; c'est du moins ce que je constate dans presque toutes les observations que j'ai sous les yeux. M. Lagneau père (1) eut l'occasion de donner des soins à un homme de 35 ans qui était devenu brusquement paraplégique; c'est là le seul exemple que je connaisse de cette forme d'un début de la paralysie.

La guérison est heureusement la terminaison du plus grand nom-

(1) Lagneau fils, *loc. cit.*, obs. 227, p. 511.

bre des paraplégies syphilitiques. Je ne crois pas cependant qu'elle soit spontanée; elle est, en général, d'autant plus difficile à obtenir que les accidents sont plus anciens.

Les paraplégies qui sont causées par une altération osseuse du rachis demandent un traitement beaucoup plus longtemps prolongé que celles dans lesquelles on peut supposer une affection primitive de la moelle ou de ses enveloppes.

Dans un certain nombre de cas, la terminaison n'en est pas aussi heureuse, les malades prennent de la fièvre, s'affaiblissent peu à peu, et finissent par succomber, comme on le voit dans mon observation 12.

Les lésions que l'on constate sont le plus souvent des altérations osseuses. Je trouve dans Portal (1) une observation dans laquelle il est dit que les cinquième, sixième, septième et huitième vertèbres avaient leur corps entièrement détruit par la carie; leur lame postérieure, qui forme la paroi antérieure du canal vertébral, avait aussi perdu de sa hauteur, surtout celle de la huitième vertèbre dorsale, qui n'avait pas la moitié de son étendue ordinaire, tandis que la paroi postérieure de son corps était presque entièrement détruite; les deux cartilages qui le réunissent sur la sixième et la huitième vertèbre dorsale étaient antérieurement peu éloignés l'un de l'autre; le canal vertébral, en cet endroit très-rétréci, contenait une grande quantité d'eau verdâtre. Ce malade présentait de nombreuses traces de la diathèse syphilitique.

M. Ch. Bedel rapporte, d'après Godelier, le cas d'un malade atteint de paraplégie, calmée par la compression de la moelle par une exostose située au bas de la colonne vertébrale.

M. Piorry (2) eut aussi occasion d'observer un malade qui avait une périostose ou une exostose de l'apophyse transverse gauche de

---

(1) *Observations sur la nature et le traitement des rachitis*, p. 19; Paris, 1797.

(2) Lagneau fils, *loc. cit.*, p. 466, d'après *le Moniteur des hôpitaux*.

la troisième vertèbre lombaire. Cette tumeur comprimait le nerf lombaire correspondant, et avait ainsi causé des douleurs dans les plexus lombaire et sciatique et une paralysie des extrémités inférieures.

Dans un certain nombre de cas, les lésions échappent à nos recherches, ou bien elles sont si peu marquées qu'il est impossible de ne pas admettre une influence directe de la syphilis sur la moelle épinière. Je dois à mon collègue et ami M. Tillot une observation bien intéressante à ce point de vue (obs. 12); c'est celle d'un homme qui mourut paraplégique, dans le service de M. le professeur Gosselin, à l'hôpital Cochin. L'examen de la moelle ne permit de reconnaître qu'une légère hyperémie avec un peu de diminution de consistance. Cet homme avait présenté, durant la vie, de nombreuses manifestations de la diathèse syphilitique, et M. Gosselin pensa qu'il fallait rapporter à cette maladie les accidents qui avaient amené la mort.

Les indications spéciales qui feront reconnaître entre toutes les paraplégies syphilitiques sont peu nombreuses et ressortent surtout de ce que j'ai dit à propos du diagnostic en général.

La méningite spinale et la myélite s'accompagnent de douleurs très-vives qui n'ont pas les caractères des douleurs syphilitiques; elles débutent souvent par une grande excitation des nerfs qui émergent des points de la moelle affectés. On a signalé, par exemple, les contractions des extrémités, le priapisme, comme ordinaires avant la paralysie et la destruction de la substance nerveuse.

Les antécédents du malade feront, dans un certain nombre de cas, reconnaître la paralysie syphilitique de celle qui est causée par la diathèse rhumatismale; mais, dans un grand nombre, le diagnostic restera douteux jusqu'à ce qu'un traitement bien ordonné soit venu confirmer ou détruire l'hypothèse.

OBSERVATION X.

Chancre; aucun autre accident secondaire constaté qu'une adénopathie cervicale; fourmillements, affaiblissement musculaire, douleurs lombo-abdominales, abolition du sens génital, cécité de l'œil droit. Amélioration rapide par l'iodure de potassium.

Le nommé B....., âgé de 39 ans, manouvrier, d'une forte constitution, entrait à l'hôpital Lariboisière, salle Saint-Jérôme, n° 27 (service de M. Moissenet), le 1er août 1860.

Cet homme n'avait jamais eu de maladies dans son enfance. Sa vie était celle de tous les ouvriers, mêlée de quelques libations de temps en temps; mais il n'avait pas fait d'excès, disait-il, surtout d'excès de coït.

Il y a seize ans, il avait contracté des chancres qui furent traités par des boissons sudorifiques. Ils mirent trois mois à se cicatriser, et laissèrent des indurations qui persistèrent près de deux ans. Cet homme est peu soigneux de lui-même, et il ne sait pas s'il a eu des accidents secondaires (éruptions cutanées, etc.).

Il se plaignait de douleurs dans les pieds, sans gonflement articulaire apparent. Elles s'accompagnaient de fourmillements et d'élancements jusque dans les reins. Il éprouvait aussi des roideurs en ceinture dans la région lombo-abdominale, il lui semblait qu'il était serré par un lien. Ces douleurs étaient plus fortes la nuit; elles le réveillaient, mais ne l'empêchaient pas de dormir d'une manière continue.

Cet homme était maigre, mais ne présentait pas les caractères d'une cachexie avancée. Ses cheveux ne tombaient pas, il n'avait pas d'angine; nous constatâmes seulement une adénopathie cervicale. Il nous dit que ses digestions et ses selles étaient normales, mais qu'il urinait difficilement. Parmi les sens, la vue seule était altérée; il n'y voyait presque plus de l'œil droit. M. Desmarres, consulté, avait commencé à l'électriser. Il avait d'une manière continue une céphalalgie frontale, et éprouvait dans le bras gauche les mêmes fourmillements que dans le bras droit. Depuis trois ans il n'avait plus d'érections; sa démarche était mal assurée et ressemblait à celle d'un homme ivre. Depuis longtemps il consultait pour ses malaises; on l'avait mis pendant un mois à l'iodure de potassium, et un autre médecin lui avait conseillé le rob Laffecteur. Il entrait à l'hôpital parce qu'il ne pouvait plus travailler.

Traitement. Iodure de potassium, 1 gr., puis 2 au bout de quelques jours; bains sulfureux.

Les bains ne réussirent pas; le malade les accusait d'augmenter les fourmillements, ils furent supprimés.

Au bout de quelques jours, le malade nous dit qu'il allait beaucoup mieux. Les roideurs articulaires avaient disparu; la constriction des reins existait toujours; mais elle était moins forte. La démarche était moins embarrassée, la miction facile et normale. Le malade avait eu plusieurs érections; les douleurs de tête étaient moins fortes. En un mot, il y avait une amélioration générale très-notable.

Le 3 septembre, le malade voulut quitter l'hôpital pour aller à la campagne, en promettant de continuer le traitement. Nous ne l'avons pas revu depuis.

OBSERVATION XI.

Chancres, blennorrhagie, paraplégie; guérison par l'iodure de potassium et les bains sulfureux.

Le nommé S....., âgé de 42 ans, imprimeur sur étoffes, entré le 8 juillet, salle Saint-Jérôme, n° 11, est un homme d'une taille élevée et d'une forte constitution. Son enfance a été chétive; il a uriné au lit jusqu'à l'âge de 14 ans; il a eu des convulsions, et les enfants ont hérité de ces accidents; sur 5 il en a perdu 4, et sa fille a un strabisme. Depuis l'âge adulte, il n'a jamais fait de maladie grave. A 16 ans, il a eu une blennorrhagie, et un an après il a contracté des chancres; ils ont été traités; et le malade nous dit qu'il ne se souvient pas d'avoir eu des accidents consécutifs. Cet homme a toujours été assez ardent pour les femmes, et avant son mariage il pratiquait souvent le coït debout. Depuis quatorze ans qu'il est marié, ses habitudes sont régulières.

Il y a huit ans qu'il a commencé à éprouver de la difficulté à uriner; mais c'est seulement depuis quatre ans qu'il ne peut plus travailler.

En 1855, il souffrit pendant quelque temps d'une douleur au creux épigastrique; il fut traité par des ventouses et des vésicatoires pansés avec l'hydrochlorate de morphine. Il fut tranquille pendant un an, et put reprendre ses travaux.

En 1856, son caractère commença à s'altérer; il nous dit qu'il devint irritable, et qu'il pleurait pour la moindre contrariété; il éprouva quelques douleurs dans la région cervicale, mais elles ne tardèrent pas de se manifester d'une manière permanente et très-vive dans l'hypochondre gauche; elles se manifestaient par des élancements qui partaient de la colonne lombaire, et s'irradiaient sur le ventre. La miction lui était toujours pénible, mais il se rappelle qu'à cette époque les urines ne laissaient rien déposer dans le vase ; il fut traité par des ventouses scarifiées. Le malade évalue à 25 livres la quantité de sang qu'on lui a ôté dans l'espace de six semaines ; il fut ensuite électrisé au moyen de boules et de chaînes métalliques, par lesquelles on faisait passer un courant électrique. Ces médications n'eurent pas un résultat heureux ; les douleurs restaient les mêmes, mais le malade ne put bientôt plus se tenir debout ; il urinait sans cesse, et ne pouvait plus retenir les matières fécales. Il entra alors dans le service de M. Rayer, où Il est resté deux ans. Il avait alors de très-vives douleurs dans le flanc gauche, qui, disait-il, était volumineux. M. Rayer lui fit plusieurs applications de boutons de feu, qui chaque fois amenèrent un notable soulagement. Le malade fut en même temps traité par des pilules de Sédillot et des préparations de noix vomique. Il est resté deux ans à l'hôpital; au bout de ce temps, il est retourné chez lui; il pouvait faire environ trois cents pas sans se reposer. Depuis un an, sa santé a recommencé à s'altérer, et depuis six mois il ne pouvait plus marcher, lorsqu'il est entré à l'hôpital. Le malade se plaignait alors de douleurs très-vives dans la région sacrée, surtout quand il était debout ; quand il était assis, il ne pouvait se soulever sans se tenir à un meuble pour se soutenir. Une fois debout, il marchait appuyé sur son bâton, les jambes tendues, le corps porté en avant ; sa jambe gauche était moins forte ; la pointe du pied gauche raclait constamment la terre, et s'accrochait souvent. La sensibilité était bien conservée ; le malade n'accusait qu'une place au-dessous du sein gauche, grande comme la paume de la main, où elle fût complétement abolie; il urinait souvent, et quelquefois en deux ou trois reprises, et lorsque le besoin s'en faisait sentir, il ne pouvait pas se retenir. Il allait à la selle tous les deux jours, mais ne sentait pas passer les excréments. Le malade nous dit que, la nuit, les douleurs ne sont pas notablement augmentées, mais qu'il éprouve des crampes et des soubresauts qui le réveillent. Le malade fut mis à l'usage de l'iodure de potassium. Au bout de quelques jours, il prenait quatre cuillerées de la solution suivante :

Iodure de potassium.	8 gr.
Sirop	250 gr.

Une grande amélioration survint très-rapidement; le 21 août, il pouvait se relever sans fatigue, marcher sans bâton, et faire une promenade de 250 pas sans s'arrêter; les forces étaient bien meilleures, les douleurs du côté gauche avaient beaucoup diminué; les envies d'uriner étaient moins fréquentes, et le malade pouvait les retenir quand il en sentait le besoin ; les selles s'étaient régularisées, et étaient devenues quotidiennes; il avait des érections quand il était couché sur le dos, ce qui ne lui était pas arrivé depuis deux ans. Il nous disait lui-même qu'il engraissait, et que ses chairs devenaient plus fermes. En même temps que l'iodure de potassium, le malade prenait un bain sulfureux trois fois par semaine; il fut obligé de cesser d'en prendre pendant quelques jours, parce qu'ils l'excitaient trop. L'amélioration n'a été interrompue dans ces progrès que par quelques accès de fièvre qui survinrent vers le 20 septembre; le malade en fut débarrassé par quelques prises de sulfate de quinine; il nous dit qu'habitant, dans sa jeunesse, la vallée de la Bièvre, il avait eu quelques accès semblables. Nous avons constaté que la rate n'avait pas augmenté de volume. Quelques jours après avoir pris du sulfate de quinine, quelques désordres survinrent du côté de la vessie. Le malade eut de fréquentes envies d'uriner, et beaucoup de peine à garder son urine quand le besoin se faisait sentir. Une émission de 100 grammes de sang, à l'aide de quelques ventouses dans la région dorsale, suffit pour faire cesser cette irritation du col de la vessie.

A la date du 26 janvier 1861, cet homme était encore dans le service de M. Moissenet; depuis quelques mois, l'amélioration ne faisait plus de progrès sensibles, mais il était en mesure de travailler; la démarche était toujours un peu embarrassée, mais elle était assez rapide, et il pouvait laisser son bâton de côté, même pour monter les escaliers. Il avait pris un embonpoint considérable, et nous a assuré qu'il pesait 40 livres de plus; il mangeait bien, dormait bien, et ne sentait plus aucun malaise.

OBSERVATION XII.

Uréthrite, chancres, adénopathies multiples, éruptions ulcéreuses et papuleuses, paraplégie avec hyperesthésie, eschares multiples; affaiblissement général. Mort.

(Observation que je dois à mon collègue et ami M. Tillot.)

Le nommé B..... (Adolphe), âgé de 51 ans, journalier, est entré à l'hôpital Cochin, service de M. Gosselin, le 4 juin 1857, et est mort le 6 juillet.

Cet homme, d'une bonne constitution qui paraissait avoir été détériorée, d'un tempérament lymphatique, n'avait jamais fait d'excès ni subi de trop grandes privations

Il eut, il y a vingt ans, une uréthrite qui s'accompagna d'orchite à droite; il y a quinze ans, une éruption cutanée semblable à celle qu'il avait avant son entrée à l'hôpital; en 1856, une affection sur le nez (appelée *clou* par le malade) qui a duré trois mois, et qu'il pansait seulement avec de la charpie imbibée dans son urine; il ne fit aucun traitement interne. Il lui vint en même temps des grosseurs dans les aines deux mois environ après l'apparition de l'affection du nez, puis des ulcérations très-persistantes sur les faces dorsales des deux avant-bras. Ce malade était peu intelligent, et les renseignements qu'il donnait sur les dates et l'évolution de la maladie sont très-incomplets.

Depuis trois mois environ, la miction se faisait assez mal, lorsqu'il survint une rétention d'urine sans cause connue, qui dura trois jours. D'après les conseils d'un voisin, il but de l'infusion de turquette (*herniara glabra*) dans 1 litre de vin blanc. Au rétablissement du cours des urines, succéda l'incontinence, qui datait de dix jours quand il entra à l'hôpital, et qui s'accompagna de fourmillements avec engourdissement dans les membres et de difficulté dans la marche.

A son entrée à l'hôpital, nous constations l'état suivant : incontinence d'urine sans percevoir le besoin d'uriner; la pression sur l'hypogastre faisait couler l'urine; pas de selles involontaires; impossibilité de marcher sans des béquilles; mouvements des membres difficiles sans le secours d'un aide; pour sortir de son lit, le malade jetait les jambes plus qu'il ne les levait; sensibilité conservée; seulement froid aux cuisses et aux jambes, engourdissement, fourmillements; pas de douleur dans la région vertébrale; aucune saillie appréciable.

Sur tout le tronc et les membres, éruption confluente des papules, saillantes, larges comme une très-petite lentille, d'une coloration cuivrée, et ne s'accompagnant d'aucune démangeaison; cicatrices très-marquées et larges sur la face postérieure des deux avant-bras; cicatrice souple, de la largeur d'une pièce de 20 centimes, sur le fourreau de la verge; adénopathie multiple indolente; bi-inguinale, épitrochléenne à droite; cervicale; hydrocèle légère des deux côtés; induration aussi de chaque côté de la queue de l'épididyme. Rien à l'anus, rien dansla bouche.

Liqueur de Van Swieten, une cuillerée à bouche le matin.

4 juin. Mouvements convulsifs dans les deux membres inférieurs.

Le 5. Analgésie du membre gauche; selles involontaires pour la première fois. — Traînée de potasse caustique le long de la colonne lombaire.

Le 6. Hyperesthésie des deux membres; excoriations des régions sacrées et trochantériennes.

Le 8. L'hyperesthésie continue; la sensation de froid a disparu ; l'incontinence des selles et des urines continue. — On supprime la liqueur de Van Swieten, que l'on remplace par 1 gramme d'iodure de potassium; frictions sur les cuisses avec l'onguent mercuriel.

Le 12. Même état des voies urinaires et digestives ; œdème inflammatoire avec rougeur de la verge; phymosis complet; eschare du limbe du prépuce par suite de la pression exercée par le bord de l'urinal, sur lequel le malade laisse reposer la verge; deux eschares comme une pièce de 5 francs sur la région trochantérienne gauche et sur la région sacrée; les deux régions malléolaires externes sont aussi très-rouges; l'hyperesthésie est portée à un tel point que le simple tiraillement d'un poil est pénible. Les frictions sur les cuisses déterminent des sensations analogues à des piqûres d'épingle. L'état moral est toujours bon. — Même traitement.

Le 20. Les eschares commencent à se détacher; l'état des membres est le même; frisson violent qui dure quelque temps.

2 juillet. Malaise et refroidissement général; diarrhée abondante; langue chargée; la peau est froide, le pouls très-lent.

Le 5. Les frissons sont revenus chaque jour, le pouls devient de plus en plus faible, et le malade meurt. Le malade a conservé jusqu'à ses derniers moments la sensibilité des membres paralysés.

Autopsie douze heures après la mort, faite par M. Gosselin.

Aucune espèce de tumeur dans le rachis; la moelle et les enveloppes paraissent saines. On constate seulement à la partie supérieure de la portion dorsale du cordon rachidien un léger piqueté à la coupe et un peu de diminution dans la consistance du tissu. Les autres organes sont parfaitement sains; pas d'abcès métastatiques. Les reins et la vessie sont en parfait état.

CHAPITRE IV.

Paralysie faciale.

La paralysie faciale survient tantôt seule, tantôt au milieu d'autres désordres, tels qu'une hémiplégie ou une paralysie des muscles de l'œil. J'en ai sous les yeux 13 observations, dont 4 m'appartiennent, et je crois qu'elle est une des manifestations fréquentes de la diathèse syphilitique; elle occupe le plus souvent un seul côté de la face, mais elle peut frapper les deux côtés en même temps; son début est, comme celui de l'hémiplégie, souvent brusque. Dans 3 de mes observations, les malades se réveillèrent paralysés. Parmi les 9 que je trouve publiées dans les recueils, 3 fois le début fut apoplectique, 5 fois il fut lent et progressif, une fois il n'est pas indiqué. La paralysie faciale est quelquefois précédée d'une douleur très-vive qui semble s'attacher à un filet nerveux, et se manifeste avec tous les caractères des douleurs syphilitiques; souvent elle occupe les régions temporale et mastoïdienne; en général elle diminue lorsque se déclarent les symptômes de la paralysie. Quelquefois les malades se plaignent d'avoir eu un éblouissement ou une sensation de froid qui aurait précédé de quelques jours la déviation des traits; ils parlent avec difficulté; leur physionomie est immobile du côté malade, tandis que les traits semblent tirés du côté opposé; l'orbiculaire des paupières ne pouvant plus agir, l'œil reste ouvert, le clignement ne se fait plus, le contact de l'air excite la sécrétion lacrymale qui coule sur la face; au bout de quelque temps la conjonctive rougit et s'enflamme. Les malades ne peuvent pas siffler. La mastication se fait péniblement, parce que les aliments viennent s'accumuler entre les arcades dentaires et la face, et le malade est obligé de les pousser jusqu'au milieu de la langue pour pouvoir les avaler. Les sens du goût et de l'odorat sont affaiblis; les ailes du nez ne se dilatent pas; l'air ne pénètre pas dans la narine du côté malade; le voile du palais perd de sa régularité ordinaire. M. Davaine, dans son mémoire sur les paralysies faciales, publie une observation dans laquelle il est dit (1) : « L'arcade formée par le pilier antérieur droit du voile du palais était moins élevée que la gauche; le pilier postérieur du même côté tombait directement en bas sans s'incurver comme celui de l'autre côté; la luette était recourbée en arc, la pointe dirigée en avant et vers le côté paralysé, tandis que la face était un peu portée vers le côté sain; la voix était légèrement nasonnée. L'électro-magnétisme, appliqué aux muscles de la face du côté paralysé, provoquait des contractions à peine appréciables; un courant dirigé

---

(1) *Comptes rendus de la Société de biologie*, t. IV, p. 169; 1852.

sur le nerf facial, à la sortie du trou stylo-mastoïdien, laissait tous les muscles de la face dans la plus complète immobilité. »

La sensibilité est conservée quelquefois intacte. Dans une observation de M. Yvaren (1), la sensibilité était beaucoup plus vive du côté paralysé que du côté sain ; mais c'est là une exception ; elle est ordinairement affaiblie ou abolie.

J'ai dit que la paralysie pouvait frapper en même temps les deux côtés de la face, M. Davaine en rapporte une observation remarquable (2). Il s'agit d'une jeune fille qui eut, en novembre 1828, un écoulement uréthro-vaginal. Vers le 20 décembre, elle portait une tumeur sur la région frontale gauche ; le lendemain elle fut frappée de paralysie du même côté avec engourdissement ; huit jours après, les mêmes symptômes se déclarèrent à droite. La malade n'offrait plus alors de déviation de la face, mais bien un relâchement complet, une immobilité absolue de tous les traits du visage ; les paupières ne se fermaient qu'à moitié, et les larmes coulaient sur les joues ; les lèvres restaient béantes, agitées comme deux drapeaux par l'air expiré ; la langue n'était pas affectée. Cette paralysie de la face n'avait lieu que pour le mouvement, car la peau et les muqueuses n'avaient rien perdu de leur sensibilité. La malade ne souffrait pas, on l'entendait rire aux éclats ; mais elle riait comme derrière un masque. » L'observation suivante a la plus grande analogie avec celle dont je viens de citer quelques fragments, et offre aussi le plus vif intérêt.

---

(1) *Métamorphoses de la syphilis*, p. 122.

(2) *Loc. cit.*, observation de Charles Bell.

OBSERVATION XIII.

Chancre induré, syphilis constitutionnelle; manifestations secondaires, hémiplégie faciale gauche, paralysie générale de la face; guérison.

(Malade observé par M. le Dr Fournier.)

A..... (Thomas), 35 ans; constitution robuste, tempérament sanguin; bonne santé habituelle. Une fluxion de poitrine il y a quelques années; bronchite intense dans le courant de l'hiver dernier; aucune autre maladie.

En septembre 1856, A..... contracte, à la suite de rapports avec une fille publique, une blennorrhagie et *deux chancres*. Ces chancres se manifestèrent sept ou huit jours après l'apparition de l'écoulement, et, au dire du malade, trois semaines environ après le dernier rapport.

A..... s'adressa d'abord à un pharmacien, qui lui administra sans succès quelques capsules de copahu; puis à un second pharmacien, qui le traita à l'aide de pilules dont il ne sait pas la composition. Le malade prenait deux de ces pilules par jour. Il suivit ce traitement pendant cinq semaines; il l'abandonna, voyant que l'écoulement et les chancres persistaient. Il ne fit plus aucune médication, et continua son travail habituel.

En décembre, épididymite aiguë (côté gauche). — Quelques jours de repos, bains. Soulagement.

Huit à dix jours après, épididymite droite. — Bains, cataplasmes, repos.

Lorsque je vis le malade en janvier 1857, je constatai l'état suivant :

Deux chancres de la face muqueuse du prépuce en voie de réparation ; la base de ces chancres offre une induration parcheminée très-bien accusée, très-nette; adénopathie bi-inguinale, à ganglions multiples, durs et indolents.

Blennorrhagie ; écoulement jaune assez abondant; peu de douleur pendant la miction.

Tuméfaction indolente et dure des deux épididymes.

Pas d'éruptions sur le corps; le malade affirme qu'il n'a jamais été affecté ni de boutons ni de rougeurs. Pas d'adénopathie cervicale ni d'alopécie; pas d'ulcération buccale ; en un mot, aucun signe apparent de syphilis secondaire.

En revanche, le malade se plaint de douleurs violentes dans le bras ; ces douleurs siégent surtout au niveau de l'épaule, près de l'articulation; elles sont bien plus intenses la nuit que le jour : la nuit, elles l'empêchent de dormir et deviennent insupportables; le jour, elles s'apaisent, surtout après quelques mouvements. Lassitude générale; pas de céphalée.

Dans les premiers jours de janvier, le malade gardait le lit, souffrant encore de la seconde épididymite. Ce fut alors qu'un matin, à son réveil, il ressentit dans la moitié gauche de la face les symptômes de la paralysie que nous allons décrire. Cette paralysie s'était produite d'emblée; car, la veille au soir et même avant minuit, il n'en existait encore aucun symptôme.

Bouche déviée, entraînée à droite; joue flasque, s'enflant légèrement au moment de l'expiration; impossibilité de siffler, de retenir les aliments, qui s'échappent par le côté paralysé. L'œil reste forcément ouvert, le malade ne peut le fermer qu'à demi; il ne peut non plus relever le sourcil. Deux jours après, le même phénomène de paralysie se montrait du côté droit. Ici encore la paralysie s'est manifestée subitement; c'est dans une nuit d'insomnie que le malade a commencé à en ressentir les premiers symptômes. La face offre alors une expression étrange d'immobilité et d'hébétude; la bouche est devenue un peu déviée à droite, mais plus légèrement; il semble donc que la paralysie soit moins complète de ce côté; la paupière supérieure s'abaisse un peu plus. Ce qui frappe le plus, c'est la gêne de la mastication; impossibilité absolue de retenir les aliments dans la bouche, ils s'accumulent entre les arcades dentaires et les lèvres, et malgré tous les efforts du malade, ils tombent au dehors.

La sensibilité est conservée sur tous les points de la face des deux côtés.

Aucune altération du mouvement dans les membres; apyrexie complète; appétit.

Le traitement mercuriel fut commencé le 3 janvier, dès l'apparition des premiers symptômes de cette paralysie. — Une pilule de proto-iodure de 0,05 centigrammes; un vésicatoire derrière l'oreille gauche.

Le 5, on associa l'iodure de potassium, à la dose de 0,50 centigrammes par jour.

Le 7, même état; cependant les yeux se ferment un peu plus facilement.

Le 8. Nausées, langue couverte d'un enduit blanchâtre. — Vomitif.

Le 9. L'embarras gastrique persistant, une bouteille d'eau de Sedlitz.

Le 11. On reprend le traitement: 2 pilules de proto-iodure, et iodure de potassium, 1 gramme.

Le 14. Il devient évident que les paupières s'abaissent plus librement; peut-être même les mouvements des lèvres sont-ils moins incomplets. Adénopathie cervicale naissante; papule secondaire sur la langue. — 3 pilules.

Le 15, épistaxis abondante, apyrexie.

Le 16. Le malade peut fermer les yeux presque complétement, les mouvements des lèvres sont plus faciles, les aliments sont mieux retenus; les joues peuvent se goufler, quoique imparfaitement, par l'acte de souffler, etc.; apyrexie.

Le 17. Fièvre, 116 pulsations; céphalalgie depuis hier matin, devenue très-intense cette nuit; abattement, épistaxis dans la nuit; diarrhée; langue assez bonne, sans enduit. — On supprime le traitement; bouillon; lavement émollient.

Le 18, moins de fièvre, 100 pulsations.

Le 19. Épistaxis; depuis la nuit, le malade se plaint de fourmillements dans les extrémités des membres et d'une grande faiblesse; insomnie.

Le 20. 78 pulsations; mieux.

Le 21. Appétit; les chancres, qui avaient été pansés avec le vin aromatique et touchés deux fois avec le crayon au nitrate d'argent, sont cicatrisés actuellement; mais l'adénopathie inguinale persiste avec tous ses caractères.

L'écoulement, qui n'a été traité que pendant deux ou trois jours avec le cubèbe, a notablement diminué; insomnie.

Le 24. Le malaise des jours derniers ayant complétement disparu, on reprend le traitement mercuriel (une pilule); injections astringentes.

Le 28. Amélioration très-sensible; les yeux peuvent être fermés complétement; les mouvements des lèvres sont chaque jour mieux assurés. Aujourd'hui le malade mange beaucoup plus facilement; cependant les aliments s'échappent encore quelquefois des lèvres; insomnie, douleurs nocturnes dans les membres. — Deux pilules.

4 février. Retour progressif des mouvements dans la face; à droite, la paralysie n'est plus guère apparente.

Le 6. Les contractions musculaires paraissent avoir recouvré leur intégrité à droite; à gauche, elles sont moins complètes : ainsi, dans le rire, la bouche est encore déviée. (Même traitement.) Guérison de l'écoulement.

Le 10. Même état. — 3 pilules.

Le 20. Les mouvements sont rétablis à gauche; cependant la bouche continue à être très-légèrement déviée à droite; cette déviation est très-minime du reste, et il faut être prévenu pour la remarquer. Le malade peut actuellement relever le sourcil, souffler, gonfler les joues, manger avec facilité.

Depuis deux jours, apparition de papules muqueuses sur le gland et sur le prépuce. — Lotion à la liqueur de Labarraque; puodre de calomel.

Le 24. Les papules sont presque complétement cicatrisées. Bon état général; il ne reste plus trace de la double paralysie faciale dont le malade a été affecté.

La paralysie faciale peut se manifester à tous les âges de la diathèse syphilitique. Dans l'observation de M. Davaine, elle survient un mois après les accidents primitifs; on l'a signalée à des époques éloignées. Si elle arrive au milieu des accidents secondaires, il sera facile de la rattacher à sa véritable cause; mais le diagnostic sera douteux et quelquefois impossible, si les symptômes généraux de la syphilis ne viennent pas mettre sur la voie. Dans ce cas, en effet, la paralysie pourra, avec autant de probabilités, être rattachée à une affection rhumatismale. Voyons maintenant s'il est possible de préciser le siége de la lésion. Les altérations qui amènent la paralysie de la septième paire peuvent être situées à l'intérieur du crâne, appartenir alors au cerveau lui-même, ou bien se trouver situées dans l'aqueduc de Fallope, ou enfin tout à fait à l'extérieur.

Lorsque la paralysie faciale survient en même temps qu'une hémiplégie, il est évident qu'il faut en rapporter la cause au cerveau; il en est de même quand on voit apparaître en même temps une paralysie des muscles de l'œil. Suivant M. Roche, la perte de la sensibilité fournirait la même indication. D'après M. Duchenne (de Boulogne), l'électricité donnerait un moyen sûr de reconnaître si la paralysie est due à une affection de l'encéphale; pour lui, en effet, l'excitabilité électro-magnétique serait conservée dans les paralysies faciales causées par une apoplexie cérébrale, tandis que cette irritabilité serait entièrement abolie lorsque la lésion aurait pour siége le nerf lui-même. Mais cette opinion n'est point généralement acceptée. M. Deleau a signalé une exaltation de l'ouïe coïncidant avec la paralysie faciale, et il l'attribue à une otite interne, et à une altération consécutive de la corde du tympan. Il croit qu'un certain nombre de paralysies sont dues à l'inflammation de l'oreille moyenne; c'est encore là une hypothèse très-contestable.

La paralysie faciale peut être causée par une exostose de l'aqueduc de Fallope. Enfin elle peut être due à une compression exercée sur le nerf en dehors du trou stylo-mastoïdien; j'en trouve un exemple dans l'observation de M. Potain que j'ai déjà citée. C'est au développemen du ganglion de l'antitragus survenu en même temps que celui des ganglions cervicaux que l'on doit rapporter la cause de la paralysie.

Le pronostic de la paralysie faciale n'est pas grave lorsqu'elle est simple et ne survient pas au milieu d'autres paralysies ; lorsqu'il existe en même temps une hémiplégie ou d'autres désordres nerveux considérables, la gravité du pronostic doit leur être attribuée. En général, la paralysie faciale guérit assez rapidement lorsqu'elle survient à une époque rapprochée de celle des accidents primitifs, et au milieu des accidents secondaires ; on peut même espérer l'obtenir en quelques jours. Mais, lorsqu'elle survient à une époque tardive, alors qu'on peut soupçonner des altérations osseuses, il est facile de comprendre qu'il faudra prolonger le traitement pendant quelques semaines ou même plusieurs mois.

CHAPITRE V.

Paralysie de la troisième paire, nerf moteur oculaire commun.

L'influence de la diathèse syphilitique, comme cause des paralysies des muscles de l'œil et même du nerf optique, est connue depuis longtemps. MM. Rayer, Schutzemberger, Ricord, Francès, Dupré Constantin Paul, Van Oordt, ont publié treize observations intéressantes. Cependant les traités de maladies syphilitiques n'en font pas mention. La paralysie des muscles de l'œil est assez souvent syphilitique, dit Mackenzie (1) ; M. Lagneau fils lui a consacré un chapitre et a rapporté les observations des auteurs dont nous venons de citer les noms.

---

(1) *Traité des maladies de l'œil.*

La paralysie du moteur oculaire commun peut être complète ou seulement affecter certaines branches de ce nerf; elle peut exister d'un seul côté, et plus rarement elle se montre sur les deux yeux.

Voici quelques extraits d'une observation publiée par M. Van Oordt (1), et qui est remarquable par la succession des accidents et par les désordres que l'on constata à l'autopsie.

M. G....., âgé de 61 ans, a contracté la syphilis à 18 ans. Il y a un an environ, il fut pris d'une très-vive céphalalgie qui ne tarda pas à être suivie des symptômes de surdité et de paraplégie commençante; il vint se faire traiter à l'Hôtel-Dieu et fut assez vite amélioré. Il revint chez lui, où la céphalalgie cessa tout à fait presque subitement; le lendemain soir il s'aperçut tout d'un coup, après un court sommeil, qu'il ne voyait plus. Les deux paupières étaient abaissées et ne pouvaient se relever; en les soulevant un peu avec la main, il distinguait un peu la lumière, mais confusément. Entré à l'hôpital Lariboisière, on constata la paralysie des deux releveurs de la paupière, un strabisme divergent très-prononcé, la dilatation des pupilles, en même temps que leur immobilité et leur insensibilité presque complète à la lumière....

M. Hérard ordonna l'iodure de potassium de 0,50 à 2 grammes. Au bout de huit ou dix jours, la paupière gauche commençait déjà à se relever; bientôt l'œil lui-même devint un peu mobile, en même temps que la pupille se rétrécissait : les mouvements propres, en une semaine, étaient en grande partie rendus à leur état normal. La paupière droite, du 12 au 15 octobre, commença à se relever graduellement, l'immobilité de l'œil diminua aussi peu à peu.

Le 27. Pupilles encore un peu dilatées; la droite l'est plus que la gauche et ne peut être ramenée complétement en dedans. Vision un peu confuse, quelquefois développée surtout pour les objets éloignés.

(1) *Des Tumeurs gommeuses*, thèse inaugurale; Paris, 1859.

Le malade fut considérablement amélioré et quitta l'hôpital ; toutefois il conservait un peu de faiblesse dans les jambes, et par moment une légère somnolence. Ce malade est rentré à l'hôpital le 25 janvier 1859 et est mort après quelques jours dans un état comateux.

Autopsie. Congestion généralisée des méninges avec ramollissement de la substance cérébrale, des pédoncules cérébraux, en particulier des ventricules. Tumeur molle s'étendant, d'une part, de la partie antérieure de la selle turcique, au milieu de l'apophyse basilaire, et d'autre part, occupant latéralement toute la largeur du corps du sphénoïde. En avant, les apophyses clinoïdes antérieures ont été détruites. Les trous optiques ne sont pas oblitérés, mais entourés cependant par le tissu ramolli de la tumeur. A la place de la selle turcique, est la partie moyenne de la tumeur, qui est peu saillante et offre une surface convexe. Les apophyses clinoïdes postérieures ont également disparu, ainsi que la moitié antérieure de l'apophyse basilaire. A gauche, la tumeur est limitée par la dure-mère ; à droite, elle est plus saillante. On retrouve de chaque côté les nerfs de la cinquième paire en rapport immédiatement avec la tumeur ; le nerf moteur oculaire commun gauche est comprimé. En ouvrant la coque fibreuse de la tumeur, on trouve un tissu mou, non liquide, et quelques parcelles d'os mobiles non altérés.

Examen microscopique fait par M. Robin. Le tissu des tumeurs était généralement grisâtre, demi-transparent ; il offrait à peu près la consistance et la friabilité du foie. Il était composé : 1° d'une matière amorphe, transparente, grisâtre, et uniformément granuleuse ; 2° de fibres de tissu lamineux, et de quelques corps fusiformes fibro-plastiques ; 3° dans les parties blanchâtres, de granulations graisseuses et de quelques gouttes d'huile ; 4° de cystoblastions représentant environ les 8 dizièmes de la masse ; 5° de quelques rares éléments embryoplastiques ; 6° de quelques rares leucocytes.

J'ai rapporté cette longue autopsie et quelques extraits de l'observation, parce que c'est la seule, à ma connaissance, dans laquelle les lésions anatomiques aient pu être constatées.

Comme on vient de le voir, c'est l'abaissement de la paupière qui est le symptôme qui se montre le plus souvent le premier; le malade, malgré ses efforts, ne peut parvenir à relever la paupière, et s'il la soulève un peu, c'est en fronçant le sourcil et en contractant le muscle frontal. L'abaissement des paupières ne s'accompagne pas d'épiphora, le muscle orbiculaire s'opposant à l'écoulement des larmes.

Si l'on soulève avec la main la paupière, on voit que l'œil est dévié en dehors, entraîné par la contraction du muscle droit externe; il y a en cela un mouvement de rotation autour de l'axe vertical. On constate encore que l'œil a subi un autre mouvement de rotation; celui-là s'est opéré autour de l'axe antéro-postérieur, de bas en haut et de dehors en dedans. D'après M. Vulpian, la rotation se ferait aussi de haut en bas sur le même axe; je pense que cela a lieu lorsque le nerf pathétique est dans son intégrité.

La pupille est très-souvent dilatée. Ce phénomène n'existe pas toujours, et peut se montrer à des degrés différents. Cette dilatation s'accompagne toujours de l'immobilité. On le constate d'une manière ingénieuse, lorsque la paralysie n'existe que d'un seul côté, en instillant dans l'œil quelques gouttes d'une solution d'atropine. On voit alors la pupille du côté sain se dilater et devenir la plus large, tandis que celle de l'œil malade reste immobile et conserve ses dimensions.

Quelques malades se plaignent de voir doubles les objets, et c'est quelquefois ce qui leur fait reconnaître leur strabisme commençant, lorsque le releveur des paupières n'est pas paralysé. La diplopie est en général plus marquée pour les objets éloignés. Si c'est l'œil droit qui est dévié, la seconde image apparaît à gauche de la vraie. Le malade de l'observation que je viens de citer, dont la pupille droite était surtout déviée et dilatée, apercevait les marches de l'escalier inclinées à droite; il ne les voyait pas doubles.

La vue est souvent affaiblie; quelques malades deviennent presbytes, d'autres myopes. L'adaptation de l'œil devient très-difficile, et quelquefois impossible.

J'ai dit que la paralysie la plus fréquente était celle de la branche nerveuse qui anime le releveur; les plus rares sont celles qui frappent le rameau lenticulaire et celui du petit oblique.

La paralysie du nerf moteur oculaire commun se manifeste le plus souvent d'une manière subite; les malades, en se réveillant, ne peuvent pas ouvrir leurs yeux. D'autres fois elle survient lentement; les malades voient un peu moins bien, ils aperçoivent les objets doubles, enfin leur paupière s'abaisse.

Je crois que la paralysie de la troisième paire peut survenir au milieu des accidents secondaires de la syphilis aussi bien que dans la période des accidents tertiaires. C'est aussi l'opinion de M. Francès. Dans toutes les observations que j'ai sous les yeux, je constate que des douleurs de tête précédèrent la paralysie de quelques jours, quelle que fût d'ailleurs l'époque de l'apparition des accidents primitifs. Ces symptômes sont importants à noter, car ils permettront de reconnaître la paralysie syphilitique, et de la distinguer de celle qui survient si fréquemment sous l'influence du froid humide, de la diathèse rhumatismale, et qui donne lieu à des désordres exactement semblables à ceux que je viens de décrire.

Le pronostic de la paralysie de la troisième paire n'est pas grave. Je ne crois pas qu'elle guérisse spontanément; mais on peut être assuré de la faire disparaître en quelques semaines par un traitement convenablement suivi. Je ne parle pas, bien entendu, de ces paralysies qui surviennent au milieu de désordres graves et de lésions syphilitiques étendues, comme dans l'observation que j'ai analysée au commencement de ce chapitre. Les désordres qui furent causes de la mort n'appartenaient pas en effet aux altérations de la troisième paire.

CHAPITRE VI.

Paralysie de la sixième paire, nerf moteur oculaire externe.

« La paralysie symptomatique du nerf moteur oculaire externe est une affection très-rare.

« Celle qui se développe sous l'influence d'une diathèse syphilitique est des plus rares, et n'a presque pas été remarquée jusqu'ici, » dit M. Beyran, dans son mémoire lu à l'Académie de Médecine le 21 février 1860. Je suis porté à partager son opinion tout en constatant qu'avant lui MM. Badin d'Hurtebise, Rayer, Sandras, Lucas-Championnière, Mackenzie, Foville, Siredey, Moissenet, et Landry, en avaient publié des observations. Depuis le mémoire de M. Beyran, le journal *l'Union médicale,* du 20 septembre 1860, en a rapporté une des plus intéressantes, de M. le Dr Luton. C'est avec les dix observations dont je viens de rapporter les noms des auteurs que je tracerai l'histoire de cette paralysie.

Comme la paralysie de la troisième paire, son début est précédé de douleurs très-vives dans les régions temporale, sus-orbitaire, et mastoïdienne. Le plus souvent, c'est la région du même côté que l'œil malade qui est douloureuse ; cependant M. Luton a constaté que son malade, qui avait une paralysie du droit externe gauche, éprouvait des douleurs vives dans la région mastoïdienne droite.

La paralysie de la sixième paire est caractérisée par un strabisme convergent ; l'œil se trouve porté dans l'adduction, et il est impossible de le diriger en dehors. Lorsque la paralysie n'est pas complète, les efforts du malade se manifestent par de petites secousses qui rejettent le globe oculaire en dehors sans pouvoir l'y maintenir. Quand la paralysie est complète, l'œil se trouve tourné tout à fait en dedans, et on n'aperçoit qu'une partie de la cornée, qui se trouve cachée dans le grand angle de l'œil. Tous les mouvements du globe oculaire, excepté celui de rotation de dedans en dehors, sont possibles.

Ces désordres dans le déplacement de l'axe visuel amènent nécessairement des troubles de la vision. Le premier et le plus remarquable est la diplopie. Les malades voient double lorsqu'ils fixent un objet avec les deux yeux; mais, lorsqu'ils ferment l'œil sain, ils aperçoivent l'objet dans toute sa netteté. Les objets peuvent être vus doubles ou triples suivant leur nature, leur forme, et la distance à laquelle ils sont situés. La position de la double image varie aussi. Si l'on fait, par exemple, regarder au malade un crayon placé verticalement, il apercevra les deux images l'une à côté de l'autre; place-t-on le crayon horizontalement, elles se superposent aussitôt.

M. Beyran a signalé la pupille du côté malade moins dilatée que celle du côté sain, quoique la contractilité fût conservée. Je ne comprends pas la possibilité de ce phénomène lorsque la troisième paire est dans son intégrité, à moins de l'expliquer, comme le fait M. Luton, par l'anomalie qu'a constatée M. Grant, de New-York, à savoir: que la racine motrice du ganglion ophthalmique était fournie dans ce cas par le nerf de la sixième paire.

La paralysie de la sixième paire se manifeste quelquefois simultanément des deux côtés, et donne alors à la physionomie un caractère étrange.

Le pronostic de cette paralysie n'est pas plus grave que celui de la troisième paire. Dans toutes les observations qui ont été publiées, la guérison a été la terminaison de la maladie, excepté dans celle de M. O. Landry, qui put constater à l'autopsie une hypertrophie du rocher. La durée du traitement pour les malades de M. Beyran a été de 71, 78 et 90 jours. Le malade de M. Luton retrouva en vingt jours la vue normale, et n'aperçut plus la double image, mais il conserva pendant longtemps une certaine gêne dans la vision. M. Lucas-Championnière rapporte que le sien guérit en quinze jours. Chez la plupart de ces malades, la nature intime de ces accidents de paralysie a été bien évidente, la cause syphilitique a été plusieurs fois méconnue dès son début; mais l'aggravation des symptômes a toujours été le résultat des médications antiphlogistiques et dérivatives. Les accidents ne commencèrent à s'amender que le jour où l'iodure de potassium fut administrée à haute dose.

Je n'en dirai pas davantage sur le diagnostic de la paralysie syphilitique du moteur oculaire externe, ce que j'ai dit à propos de la troisième paire s'appliquant à la sixième, quant au diagnostic différentiel.

CHAPITRE VII.

Paralysie de la quatrième paire, nerf pathétique.

Je dois signaler la paralysie syphilitique du nerf pathétique, parce que j'en ai trouvé deux observations. L'une se trouve dans l'ouvrage de Mackenzie sur les maladies de l'œil, l'autre est du Dr Graefe et se trouve publiée dans les *Archives ophthalmologiques de Berlin* (1). Je crois que cette paralysie est très-rare et quelquefois difficile à reconnaître. Les malades éprouvent, comme dans la paralysie de la sixième paire, de la diplopie; mais leurs yeux sont sains en apparence, et n'offrent dans leurs mouvements, ni dans ceux de la pupille, ni dans l'état de leur milieu, aucune altération qui puisse rendre compte de ce phénomène. Quand le malade regarde fixement un objet, on reconnaît plus ou moins aisément que l'une des cornées est située plus bas que l'autre. M. Desmarres fait observer qu'il est quelquefois difficile de reconnaître ce symptôme; il conseille de procéder de la manière suivante: On fait fermer les yeux au ma-

---

(1) Lagneau fils, observ. 202 *bis*.

lade, puis on lui ordonne de les ouvrir tous les deux en même temps et de les fixer immédiatement sur un objet placé à 4 ou 5 pieds devant lui, tandis qu'un corps opaque est maintenu devant l'un d'eux. Quand l'attention du malade est bien arrêtée sur l'objet qu'il regarde, on découvre vivement l'œil que l'on avait couvert, et si son muscle grand oblique est paralysé, on reconnaît que la cornée est manifestement abaissée, mais qu'après quelques oscillations, elle reprend sa position. D'après Mackenzie, la diplopie de la quatrième paire présenterait cette particularité, que les deux images sont placées l'une au-dessus de l'autre, et qu'elles persistent, quel que soit le point vers lequel les yeux soient tournés.

Les passages suivants, que j'extrais de l'observation de M. Graefe, feront bien comprendre les symptômes et leur succession. Il s'agit d'un homme de 49 ans, qui avait eu la vérole à 36 ans et qui depuis avait eu de nombreuses manifestations de la diathèse syphilitique. Depuis cinq mois, le malade avait de la diplopie lorsque M. Graefe commença à le soigner. «En examinant cet homme, dit-il, je fus frappé de la paralysie du muscle abducteur de l'œil gauche, dont la cornée ne pouvait être redressée qu'en parcourant un angle égalant au dixième du cercle total, et encore ne l'était-elle que par soubresauts et en décrivant des mouvements de rotation, comme on l'observe par l'action supplémentaire des muscles oculaires obliques. La diplopie s'accroissait en portant l'objet à gauche de la face; elle se montrait également lorsque l'objet était porté en bas; elle n'était plus alors attribuable à la paralysie de l'abducteur du côté gauche. Il y avait aussi une différence considérable d'élévation entre les deux images, la gauche étant plus haute, la droite plus basse. La convergence morbide qui amenait la déviation inférieure de l'axe visuel indiquait un commencement d'affection du trochléateur droit. Cette convergence augmentait quand on abaissait l'objet suivant la ligne médiane. Le malade présentait une obliquité évidente de l'image droite, qui par son extrémité supérieure était inclinée sur la gauche, ce qui était parfaitement en rapport avec la paresse du trochléateur. Alors, pour obtenir des signes confirmatifs plus évidents, je portai l'objet dans la partie inférieure du champ visuel de droite à gauche, présumant que cette obliquité dans cette direction diminuerait progressivement. Il n'en fut pas ainsi. Je dus reconnaître pour cause à cette modification de symptôme la paralysie de l'abducteur du côté gauche..... La vérole fut regardée comme cause de cette paralysie bilatérale. Je prescrivis l'iodure de potassium, et bientôt, après quelques semaines, se manifesta une amélioration de la double paralysie musculaire; toutefois la paralysie de l'abducteur se dissipa plus promptement que celle du trochléateur. »

Je m'arrête après ce récit de M. Graefe, n'ayant pas un nombre de faits suffisant pour tirer des conclusions, que l'on pourrait trouver prématurées.

Paralysie des sens.

J'ai déjà indiqué, dans la première partie de mon travail, que la diathèse syphilitique était, dans un assez grand nombre de cas, cause de la paralysie de la sensibilité et du tact; j'ai montré, à propos de la paralysie syphilitique, que la perte du tact était souvent un des premiers symptômes. Je n'ai donc plus à y revenir maintenant, et je vais m'occuper des paralysies de la vue, de l'ouïe et de l'odorat.

CHAPITRE VIII.

Amaurose syphilitique.

Il n'y a pas d'altération du système nerveux sous l'influence de la diathèse syphilitique qui soit plus fréquente que la diminution ou la perte de la vision. Parmi les observations que j'ai indiquées au commencement de ce travail, il y en a trente-quatre d'amaurose.

Cependant ni les traités des maladies des yeux, tels que celui de Mackenzie, qui est un des plus complets, ni les traités nombreux des maladies vénériennes, n'ont consacré de chapitre à l'amaurose syphilitique. Mais on doit au traité de l'amaurose de M. Deval et à la thèse de M. Dupré, son élève, neuf observations pleines d'intérêt par la netteté des symptômes et la précision avec laquelle l'amélioration a suivi l'administration d'un traitement spécifique. M. Lagneau a résumé l'état actuel de la science, et a publié trois observations nouvelles dans son livre sur les affections syphilitiques du système nerveux.

Les variétés d'amaurose sont extrêmement nombreuses, et dans les traités spéciaux on s'est appliqué à les classer d'après le siége des altérations. On a ainsi successivement décrit les amauroses par altération de la rétine, par lésion du nerf optique, dans la cavité orbitaire ou dans l'intérieur du crâne; et enfin les amauroses qui surviennent à la suite des affections du cerveau. Je crois que cette classification est surtout applicable aux amauroses syphilitiques, et que les manifestations diathésiques de la vérole peuvent se faire sentir sur toutes les parties qui composent l'organe de la vision.

J'ai sous les yeux quelques observations qui me paraissent prouver que la paralysie a pour siége la rétine ; la plus remarquable est une de celles de M. Deval. Il s'agit d'une jeune femme en proie à une diathèse syphilitique des plus évidentes comme des plus cruelles. Le 4 décembre 1849, elle ne pouvait plus se conduire; elle fut soumise aux mercuriaux et à l'iodure de potassium. Le 3 janvier 1850, le voile qui, à l'œil droit, dérobait à la vue les objets s'était troué vers son milieu, de telle sorte que quelques corps pouvaient être aperçus. Il se divisa, au bout de quelque temps, en sept ou huit boules noires, fixes par rapport à l'axe de la vision, et entourées chacune d'une auréole jaunâtre. La malade, plus tard, distinguait une sorte de feuille d'arbre desséchée et percée de trous; la rétine se dégageait un peu dans cet œil.

MM. Hubert Rodrigues et Yvaren ont mentionné dans leurs observations la présence de ces mouches volantes, de ces corps imaginaires, dont les malades étaient fatigués. Je crois qu'il faut attribuer à ce symptôme une assez grande valeur, et qu'il indique presque toujours que l'altération de la vue a pour siége la rétine.

L'orbite est le siége très-fréquent des exostoses et des périostoses syphilitiques, qui, par leur développement, viendront comprimer le nerf optique dans son trajet et troubler ou abolir la vision. Le voilier de Delpech en est un exemple remarquable, et la plupart des auteurs, et entre autres Mackenzie, font mention des exostoses du sinus maxillaire qui auraient perforé le plancher de l'orbite et provoqué la cécité. Je crois que dans le plus grand nombre de ces observations, dans lesquelles il est dit que les accidents cédèrent en quelques jours ou en quelques semaines, la paralysie était causée par une affection du périoste de l'orbite, comme par exemple dans celle de Dupuytren, rapportée par Tacheron.

Le nerf optique peut être comprimé, altéré, détruit, dans son trajet à l'intérieur de la cavité crânienne.

A l'autopsie de la malade de M. Courtin, on trouva, « au devant du chiasma et jusqu'au trou optique, le nerf de ce nom réduit en une pulpe rougeâtre et presque confondu avec les produits inflammatoires sécrétés par les méninges ; la moitié gauche du chiasma et la portion du nerf qui lui est postérieure, ramollies presque jusqu'à la diffluence, sont très-diminuées de volume et à peine distinctes au milieu d'un détritus blanchâtre qui semble leur appartenir ; sous le lobe moyen au contraire, le nerf revient à l'état normal, l'altération s'étend brusquement au point où il s'enferme entre le pédoncule cérébral et le lobe moyen, ce qui permet d'apprécier exactement la perte de substance signalée; les portions droites du nerf optique sont normales, sauf au niveau du chiasma, où le névrilème est légèrement injecté, rougeâtre, un peu adhérent aux méninges malades, etc. » Il y avait, au niveau de la scissure de Sylvius, des tumeurs cérébrales qui, par leur compression sur les nerfs optiques, avaient amené ces désordres.

L'autopsie rapportée par Prost est aussi très-intéressante ; il y est dit : «La substance du cerveau était ferme; vis-à-vis l'union des nerfs optiques et à peu près à la naissance des olfactifs, on trouvait quelques duretés obrondes, ayant toutes les propriétés de la substance médullaire dans laquelle elles étaient confondues; la plus grave, placée dans le voisinage des nerfs olfactifs, avait le volume d'un fort pois; plus avant, dans le cerveau, on trouvait une substance semblable, qui était dure et aussi de forme obronde.»

Dans mon observation 3, la tumeur qui siégeait au devant du chiasma comprimait surtout le nerf optique correspondant; son volume était celui d'une noisette.

L'amaurose syphilitique survient presque toujours à une époque éloignée des accidents primitifs et souvent en même temps que les manifestations dites *tertiaires,* dont elle est alors la conséquence ; elle n'arrive presque jamais sans avoir été précédée de douleurs de tête très-violentes. La malade de M. Deval, dont j'ai déjà parlé, disait qu'il lui semblait qu'on lui retournait la cervelle.

Les malades se plaignent d'apercevoir des mouches, des boules noires, des étincelles, et leur vue s'affaiblit graduellement; quelquefois ils ont de l'héméralopie. Un malade de M. Dupré pouvait se conduire pendant le jour, mais aussitôt qu'arrivait le soir il se heurtait contre les meubles et les chaises et n'apercevait plus rien.

M. Yvaren rapporte l'observation d'un malade qui avait une hémiplégie et une cécité intermittentes ; elles revenaient à jour fixe, et duraient deux heures environ ; elles guérirent par un traitement spécifique. Je me borne à citer ce fait, qui est le seul que je connaisse.

La cécité frappe le plus souvent les deux yeux ; cependant un seul est quelquefois atteint, et cela est facile à comprendre lorsque l'affection est due à une altération de l'orbite : M. Tacheron en rapporte une observation. Quelquefois la rétine semble être atteinte partiellement, les malades ne distinguent qu'une partie des objets.

Le peintre de M. Yvaren n'apercevait son tableau que lorsqu'il le regardait de côté; mais, quand il se trouvait en face des objets, il ne distinguait rien. Chose remarquable, lorsque les accidents de paralysie disparaissent, les malades qui avaient cessé de voir éprouvent un phénomène analogue à celui qui a amené leur paralysie; il leur semble que le voile qu'ils avaient devant les yeux se déchire, et qu'il leur est enlevé par morceaux.

La paralysie de l'œil ne survient pas toujours d'une manière lente et progressive, et M. Lagneau pense que c'est le début brusque qu'il faut considérer comme la règle; quelquefois les douleurs cessent ou diminuent aussitôt que la paralysie s'est manifestée, d'autres fois elles continuent avec leur caractère particulier. Les malades ont souvent une tuméfaction ou plutôt une projection de l'œil en avant; il y a de l'exophthalmie. Ce symptôme indique ordinairement que les lésions ont pour siége la cavité orbitaire.

Les malades chez lequels la faculté visuelle présente une grande différence entre les deux yeux ont très-souvent de la diplopie: cela tient à ce que l'un des deux yeux est plus lent à se mettre dans les conditions nécessaires à la perception des objets; l'adaptation se fait plus difficilement, quoique aucun de ces muscles ne soit paralysé, parce que la sensation est moins nette du côté malade que du côté sain.

Les malades atteints d'amaurose présentent le plus ordinairement une dilatation considérable de la pupille, qui alors est immobile; cependant ce symptôme n'est pas constant. Le malade de M. Dumoulin et le peintre de M. Yvaren avaient conservé leur iris parfaitement mobile.

Le diagnostic de la cause syphilitique de l'amaurose est quelquefois fort incertain jusqu'à ce que le traitement ait prononcé. Dans un certain nombre de cas, la cause ne sera pas douteuse lorsque la perte de la vue surviendra au milieu de désordres syphilitiques très-nettement caractérisés, comme on l'observe dans tous les faits que j'ai cités. Mais est-il possible de reconnaître, dans le plus grand nombre de cas, quelle est la partie de l'œil qui est le siége de la paralysie ?

M. Dupré (1) rapporte que M. de Graefe considère certaines productions anormales de la rétine qui disparaissent sous l'influence de l'iodure de potassium, comme des effets de la diathèse syphilitique. Ce célèbre chirurgien aurait aussi reconnu avec l'ophthalmoscope que les malades atteints d'amaurose syphilitique présentent toujours un œdème de la rétine.

En l'absence de ces symptômes si précieux, on devra soupçonner une affection causée par la compression du nerf optique, toutes les fois qu'il y aura de l'exophthalmie et lorsque les malades auront accusé de très-vives douleurs dans la région de l'orbite ou la région temporale. Une céphalalgie profonde, s'accompagnant d'un engourdissement général avec quelques symptômes de paralysie du côté des membres ou de la face, indiquera la présence d'une tumeur cérébrale.

La diplopie continue et le strabisme interne feront distinguer l'affaiblissement de la vue que l'on constate dans la paralysie de la troisième paire, de l'amaurose proprement dite.

Le pronostic de l'amaurose n'est pas grave d'une manière générale, cependant les désordres syphilitiques qui peuvent causer la cécité prennent quelquefois de telles proportions que la mort en est la terminaison fatale. L'amaurose syphilitique guérit heureusement dans le plus grand nombre de cas : une malade traitée par Dupuytren guérit complétement en huit jours, celui de M. Marchal ne retrouva la vue qu'au bout de quarante jours. Ce sont là les faits les plus heureux ; si on prend une moyenne de la durée du traitement avant la guérison, on voit que le chiffre qui la représente est de 45 jours, environ 6 semaines. Je suis étonné, en voyant les résultats heureux que donne une statistique faite avec des éléments

---

(1) *Affections syphilitiques du globe oculaire.*

épars, que Boerhaave et Demours considèrent l'amaurose syphilitique comme incurable.

CHAPITRE IX.

Paralysie de l'ouïe.

En consultant les dix-huit observations de paralysie syphilitique de l'ouïe, qui ont été recueillies par de Horne, J. Pearson, Larrey, Cullerier, Itard, Delpech, MM. Diday, Rayer, Schutzemberger, Ricord, Davaine, Sandras, Van Oordt, Lagneau père et fils, on est porté à croire que cette paralysie est toujours consécutive à une lésion osseuse ou à une affection du pharynx. Je ne connais pas un seul cas dans lequel la diathèse syphilitique ait provoqué la surdité sans être cause en même temps d'altérations profondes de la base du crâne ou du rocher; mais je me garde cependant d'affirmer qu'il en soit toujours ainsi, parce que j'ai trop peu d'observations sous les yeux pour arriver à une conclusion aussi absolue.

La syphilis peut attaquer l'organe de l'ouïe sous toutes les formes; elle se manifeste souvent dans le conduit auditif externe par des plaques muqueuses. Pendant mon séjour à l'hôpital de Lourcine, j'ai eu à traiter un assez grand nombre de malades qui présentaient, en même temps que les accidents secondaires, des éruptions muqueuses du conduit auditif; ces plaques muqueuses ne tardaient pas à s'ulcérer et donnaient lieu à un écoulement souvent fort abondant. Cette otite du conduit auditif externe peut entraîner la perforation de la membrane du tympan ou lui faire acquérir une dureté et une rigidité très-grandes, qui ont pour conséquence fatale la perte ou au moins l'affaiblissement de l'ouïe. Quelquefois l'inflammation débute dans l'oreille interne; les désordres sont alors beaucoup plus graves:

le pus, en effet, ne trouvant par la trompe d'Eustache qu'un écoulement très-difficile, détruit la membrane du tympan; mais, comme ce travail est toujours assez long, les organes de la caisse, et en particulier les osselets, sont altérés et sont quelquefois entraînés dans le flot du pus. On trouve dans le *Traité des maladies de l'oreille* d'Itard (1) une observation bien intéressante à ce point de vue. Il s'agit d'un sous-officier « qui était depuis longtemps infecté d'une syphilis constitutionnelle; de plus, un écoulement par l'oreille gauche s'était manifesté à la suite d'une blennorrhagie arrêtée par des bains froids..... Cet écoulement amena plusieurs fois au dehors des fragments d'os dans lesquels, dit Itard, je trouvai l'enclume et le marteau, des débris du rocher vermoulus et friables; l'ulcération de l'intérieur se prolongeait sur tout le conduit auditif externe et même sur une partie de la conque......» Le malade guérit à la suite d'un traitement mercuriel poussé jusqu'à la salivation. Je n'ai pas besoin de dire qu'il resta sourd de cette oreille.

Celui de Larrey fut plus heureux; il guérit, quoiqu'il eût eu, lui aussi, un écoulement purulent qui venait très-probablement de la caisse; car il est dit: « En 1802, maladie syphilitique. Six ans après, violents maux de tête, lesquels ne cédèrent qu'à un écoulement purulent spontané par l'oreille; l'écoulement s'étant supprimé, il survint des bourdonnements incommodes dans la même oreille et la surdité, des vertiges et quelques légers accès d'épilepsie. » Ce malade présenta aussi des exostoses considérables du coronal et de la portion écailleuse du temporal, qui disparurent sous l'influence du traitement.

Les exostoses du rocher et de l'oreille ont été signalées comme cause de la paralysie de l'ouïe; elles sont assez fréquentes pour qu'on puisse penser, sans faire une hypothèse trop hasardée, que les malades de MM. Davaine et Diday en furent atteints. Chez ces

(1) Tome I, p. 283.

deux malades, en effet, la perte de l'ouïe s'accompagna d'hémiplégie faciale. J'emprunte à M. Lagneau fils (1) la citation suivante d'Astruc; parmi les causes de la surdité, il indique : « Exostoses in fornice « osseo tympani, sinu mastoidis, labyrinthi, etc., vel hyperostoses « quatuor ossiculorum auditioni inservientium incudis, mallei, stapedis et ossis orbicularis. »

La portion du rocher qui fait partie de la base du crâne est quelquefois le siége de tumeurs syphilitiques qui, par la compression ou la destruction du nerf auditif, entraîneront la paralysie de l'ouïe. Le malade de M. Rayer présenta à l'autopsie, dans la fosse du rocher, une tumeur grosse comme un œuf de pigeon.

Telles sont, dans l'état actuel de la science, les altérations syphilitiques de l'oreille qui peuvent amener la surdité; mais je crois que, dans un bien plus grand nombre de cas, la paralysie de l'ouïe est causée par une lésion pharyngée.

Les inflammations phlegmoneuses du pharynx, les angines, lorsqu'elles se développent avec quelque intensité dans le voisinage des ouvertures des trompes d'Eustache, ne tardent pas à occasionner des bourdonnements d'oreille et une dureté de l'ouïe. On peut à plus forte raison penser que la syphilis, qui se manifeste presque toujours à la période dite secondaire, par des éruptions du pharynx, pourra ainsi être cause de la surdité. J'ai d'ailleurs remarqué que les éruptions de plaques muqueuses ont une tendance toute particulière à se manifester de préférence aux orifices; on les trouve le plus souvent aux ouvertures des narines, de la bouche, au voile du palais. Je pense donc qu'il doit en être de même pour les trompes d'Eustache; les observations de de Horne, Cullerier, Itard, MM. Ricord, Lagneau père et fils, indiquent parfaitement que la cause de la surdité a été l'affection du pharynx. Je trouve du reste cette opinion dans le livre de M. Lagneau, où elle est émise contrairement à celle de M. Mé-

(1) *Loc. cit.*, p. 298.

nière, qui pense que la surdité ne vient jamais de l'oblitération de la trompe d'Eustache, mais des altérations de l'oreille interne. Je ne puis non plus partager cette opinion, quoiqu'elle vienne d'un homme très-savant sur les maladies de l'oreille, parce qu'il me semble que le cathétérisme de la trompe, qui est souvent couronné de succès, vient la combattre.

Les symptômes de la paralysie de l'ouïe se résument presque entièrement dans la surdité, qui en est la conséquence. Cette surdité se manifeste à divers degrés : elle est précédée ordinairement par des bourdonnements d'oreille ; quelquefois les malades entendent des bruits de cloches, des tintements, puis ils commencent à percevoir moins bien les sons, et enfin ils n'entendent plus du tout.

Lorsque l'affection tient à des ulcérations du pharynx, l'ouïe est rarement entièrement perdue : les malades perçoivent les mots prononcés, je ne dirai pas sur un ton aigu, mais fortement articulés ; ils entendent aussi le tic tac d'une montre lorsqu'elle est appliquée sur l'oreille ou sur le temporal.

Lorsque le médecin arrive à temps pour assister au développement des accidents, le diagnostic est facile, les symptômes de la syphilis étant là pour témoigner de la nature de la maladie ; mais, lorsqu'il est appelé à traiter la surdité longtemps après son début, le diagnostic est alors souvent fort difficile et quelquefois impossible. L'examen de la gorge, les commémoratifs, seront, dans ces cas, d'un puissant secours.

Le pronostic de la surdité syphilitique ressort des faits que je viens d'exposer ; cette affection est presque toujours incurable lorsque la diathèse syphilitique s'est manifestée sur les parties qui composent l'oreille. Il est ordinairement possible de la guérir lorsqu'elle est causée par des ulcérations du pharynx ; cependant M. Deleau, dans ses *Recherches sur les maladies de l'oreille,* rapporte les observations de deux malades syphilitiques chez lesquels des ulcérations du pharynx produisirent des oblitérations que le cathétérisme ne put vaincre, et laissèrent une surdité incurable.

CHAPITRE X.

Paralysie de l'odorat.

J'ai peu de choses à dire sur la paralysie des nerfs de la première paire, qui est toujours causée soit par une destruction de l'ethmoïde ou des os du nez, soit par une altération profonde de la muqueuse nasale. J'ai constaté que l'odorat était quelquefois très-affaibli dans certaines paralysies faciales; mais, dans ce cas-là, ce ne sont pas les nerfs objectifs qui sont affectés, par conséquent je n'y reviendrai pas. Je signalerai seulement les éruptions muqueuses si fréquentes dans les fosses nasales, comme pouvant, par leurs ulcérations, détruire la membrane muqueuse, et par conséquent les filets nerveux qui s'y répandent. La situation de la muqueuse, très-rapprochée des os, doit permettre souvent l'extension du travail inflammatoire au périoste: de là les accidents formidables que j'ai signalés au commencement de mon travail, à propos de l'anatomie pathologique.

Les ulcérations syphilitiques des fosses nasales laissent s'écouler un pus séreux d'une odeur très-pénétrante; après leur cicatrisation, elles laissent une sécheresse de la narine du côté malade, qu'il est souvent impossible de faire cesser. La gravité du pronostic de la paralysie des nerfs objectifs dépend, comme je viens de le montrer, de la gravité de l'affection qui a provoqué la perte de l'odorat.

CHAPITRE XI.

Traitement des paralysies syphilitiques.

J'ai réservé pour la fin de mon travail l'exposition du traitement des paralysies syphilitiques, afin de n'être pas obligé, à propos de chacune des variétés, à des répétitions toujours fatigantes. Je ne me propose pas maintenant d'examiner tous les traitements que l'on a employés contre la syphilis; ce travail se trouve fait dans tous les livres qui traitent de cette maladie.

Je vais seulement indiquer les médications qu'il faut employer contre les paralysies syphilitiques, et les moyens qui ont le mieux réussi aux auteurs dont j'ai cité les observations.

J'ai démontré que les paralysies syphilitiques peuvent se manifester au milieu des accidents secondaires, à une époque peu éloignée de celle de l'infection; que dans un grand nombre d'autres cas, elles surviennent à un âge avancé de la maladie, au milieu des accidents tardifs de la syphilis. Ces deux époques, qui impriment aux désordres un cachet particulier, ont, pour ainsi dire, chacune leur médicament spécifique; ces médicaments sont le mercure et l'iodure de potassium. Ce n'est pas que je regarde la division des accidents de la syphilis en trois périodes comme une division naturelle; dans un grand nombre de cas, le temps d'arrêt qui les sépare n'existe pas. Les désordres se succèdent, et quelques-uns, que les auteurs considèrent comme appartenant à la période tertiaire, surviennent en même temps que des éruptions des muqueuses qui sont classées dans la seconde période; c'est souvent dans ces cas-là que se manifestent les désordres du côté du système nerveux, comme je l'ai constaté chez la malade qui fait l'objet de mon observation 9. Je ne crois pas non plus que le mercure ne soit un médicament efficace que dans les accidents secondaires; il suffit pour s'en convaincre de lire les observations des auteurs du siècle dernier, qui ne connaissaient pas l'iodure de potassium. Ils traitaient avec le mercure les manifestations osseuses de la diathèse syphilitique, et ils avaient de nombreux cas de guérison ; mais je pense que, pour combattre ces accidents, le mercure est beaucoup plus efficace que l'iodure de potassium. C'est pour cela que j'ai dit que ces médicaments étaient des spécifiques contre certaines formes de la diathèse syphilitique. Ces formes pouvant se manifester simultanément, il faudra donc quelquefois associer ces deux agents thérapeutiques.

Le mercure doit être choisi contre les paralysies syphilitiques, toutes les fois que les accidents prennent une marche rapide, surviennent à une époque peu éloignée de celle de l'infection. Les jours du malade sont quelquefois rapidement menacés; il faudra donc commencer le traitement d'une manière énergique.

Le mercure est administré à l'extérieur en frictions.

L'onguent mercuriel belladoné, l'onguent napolitain, la pommade de Cirillo, sont les préparations les plus employées. Les frictions devront être faites aux aines, aux aisselles, ou à la face interne des membres. On devra employer chaque fois à peu près 4 grammes de pommade, et les renouveler deux fois par jour. Les frictions sur la peau ont une efficacité qui ne se fait pas longtemps attendre. Cependant dans deux cas que j'ai cités, où l'indication thérapeutique était urgente, MM. Read et Ricord firent raser la tête, appliquer un large vésicatoire, qui fut pansé ensuite avec de la pommade mercurielle.

Cette pratique dans les deux cas fut suivie de succès.

Le cinabre, que j'ai vu employer beaucoup en fumigations, à l'hôpital de Lourcine, et qui a de très-puissants effets sur les éruptions cutanées syphilitiques, devra être prescrit avec modération; car les fumigations, bien que la tête reste en dehors de l'appareil, peuvent produire des congestions des centres nerveux, toujours très-redoutables au milieu des accidents de paralysie.

A l'intérieur, les préparations mercurielles qui ont été les plus employées sont les pilules bleues, celles de Sédillot, le proto-iodure d'hydrargyre, le calomel, les pilules de Dupuytren, la liqueur de Van Swieten.

Tous ces médicaments donnent de bons résultats; mais je donne la préférence au proto-iodure, parce que cette préparation donne lieu bien moins souvent que les autres aux accidents du côté de la bouche, qui ne permettent pas d'en continuer l'usage pendant assez longtemps. Ici se présente cette question : Faut-il, comme on le voulait autrefois, chercher à provoquer une salivation abondante, et l'entretenir en dépit des accidents qu'elle pourrait entraîner?

On ne croit plus aujourd'hui que les sécrétions soient un moyen d'expulsion de la maladie, et les sudorifiques n'ont plus qu'une place secondaire dans le traitement de la vérole. Je considère, pour ma part, la salivation comme une complication fâcheuse, qu'il faudra prévenir autant que possible. Cependant, en présence de la gravité des accidents cérébraux, je crois que si elle est légère, il faudra la négliger, et se hâter de pousser rapidement, jusqu'à leur limite, les effets des préparations mercurielles. C'est ainsi que chez la nommée A..... (obs. 9), les accidents légers du côté de la bouche n'ont pas effrayé mon maître, M. Moissenet. Des frictions avec l'onguent mercuriel belladoné et une pommade iodée, renouvelées deux fois par jour sur le cou et sur les membres, deux pilules de proto-iodure d'hydrargyre, furent continuées jusqu'à l'amendement des symptômes effrayants dont nous étions témoins; on songea à s'occuper seulement alors de la salivation. C'est là, je crois, la pratique la plus sage; mais lorsque les accidents ne menacent point les jours des malades, la méthode de traitement dite *par extinction lente* devra être préférée. Le malade prendra de 5 à 10 centigrammes de proto-iodure d'hydrargyre par jour, mais la dose sera diminuée ou suspendue aussitôt que la salivation commencera à se manifester.

L'iodure de potassium a des effets remarquables sur les tumeurs gommeuses, les affections osseuses, et les engorgements lymphatiques, dus à la diathèse syphilitique. Toutes les fois que les symptômes de paralysie se manifestent au milieu de ces accidents, c'est à cet agent thérapeutique qu'il faudra recourir. C'est ainsi que chez les malades de mes observations 2, 6, 7, 10 et 11, il fut employé avec succès. Les doses administrées doivent être proportionnées à la gravité des accidents; mais en général, il ne faut pas craindre de les porter à un chiffre assez élevé. On peut commencer par 0,50 centigrammes, et porter bien vite la dose à 1 gramme, et l'élever successivement jusqu'à 5 et 6 grammes. Je ne crois pas qu'au-dessus, l'action du remède soit beaucoup plus efficace. L'iodure de potassium donne lieu quelquefois à des accidents qui ne permettent pas d'en continuer l'usage pendant longtemps. Ces accidents sont : des maux de tête parfois très-violents, des bourdonnements d'oreille, et des sécrétions abondantes des muqueuses en général. Le malade de l'observation 2 vit reparaître, sous l'influence de ce remède, un écoulement uréthral qui était bien guéri.

On donne l'iodure de potassium en solution, le plus ordinairement dans l'eau. M. Moissenet l'associe très-utilement au sirop de gentiane et au sirop de salsepareille.

Les préparations d'or (chlorure, oxyde, tannate) ont été employées autrefois. Delpech, Lallemand et M. Diday, dans les observations que j'ai citées, y avaient eu recours et en avaient obtenu d'heureux résultats. Ces médicaments étaient le plus ordinairement employés en friction sur la langue, mais je crois pouvoir dire qu'aujourd'hui ils sont entièrement délaissés.

Les malades devront être soumis, aussitôt que leur état le permettra, à un régime tonique et reconstituant. Les préparations de fer et de quinquina m'ont rendu de grands services chez plusieurs de mes malades; l'huile de foie de morue fut particulièrement utile à celui de l'observation 2.

Les bains sulfureux furent administrés à plusieurs de mes malades avec beaucoup de succès; le nommé S... (obs. 11) s'en trouva très-bien. Chez ce malade et plusieurs autres, ils provoquèrent une excitation qui obligea d'en suspendre l'usage pendant quelque temps. Enfin l'hydrothérapie fut très-utile au malade de l'observation 6.

Les révulsifs, quand ils ont été employés seuls, n'ont presque jamais eu d'heureux résultats; mais, lorsque les malades ont, pendant quelque temps, été soumis à un traitement général, ils concourent à hâter la guérison. Les vésicatoires et les cautères sont les seuls auxquels il faudra recourir.

Ce que je viens de dire des révulsifs s'applique aussi à l'électricité. Je crois cependant qu'il ne faudra se servir de l'électricité que lorsque la paralysie est limitée, et qu'il faudra s'en abstenir toutes les fois qu'on pourra soupçonner que la paralysie a pour cause une affection cérébrale.

PARIS. — RIGNOUX, IMPRIMEUR DE LA FACULTÉ DE MÉDECINE,
rue Monsieur-le-Prince, 31.

www.ingramcontent.com/pod-product-compliance
Ingram Content Group UK Ltd.
Pitfield, Milton Keynes, MK11 3LW, UK
UKHW020250220726
13923UKWH00002B/878